ズボラな人ほど成功する！ママ太り解消ダイエット

日本最強媽媽產後速瘦指南

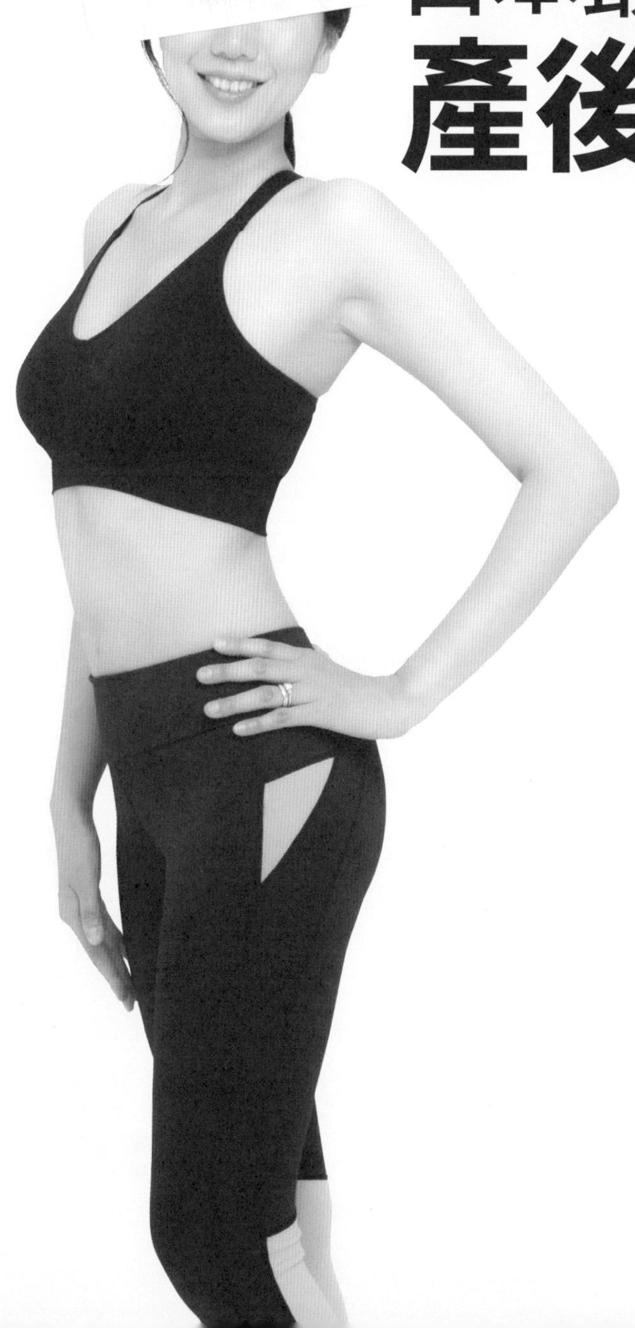

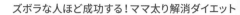

減重教練
EICO—著 顏理謙—譯

一定可以瘦得下來！

EICO 的減重史

PREGNANT

懷孕時

因為孕期不適而大吃，看看那條肥手臂。

AFTER DIET

減肥後

邁向減重教練之路，協助過 7000 人，平均減重超過 10 公斤。

BEFORE DIET

減重前

在美國留學胖了 20 公斤。

因為懷孕

增加 **22kg**

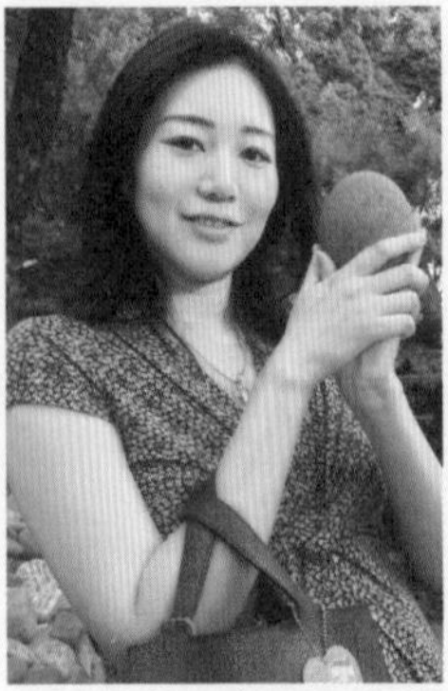

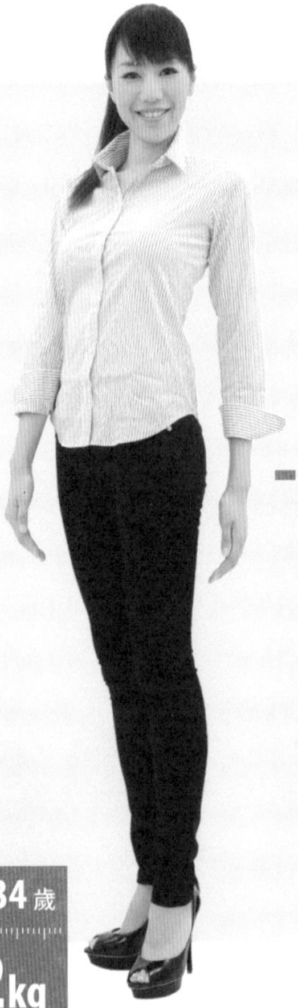

21~34 歲

52kg

-20kg

20 歲

72kg

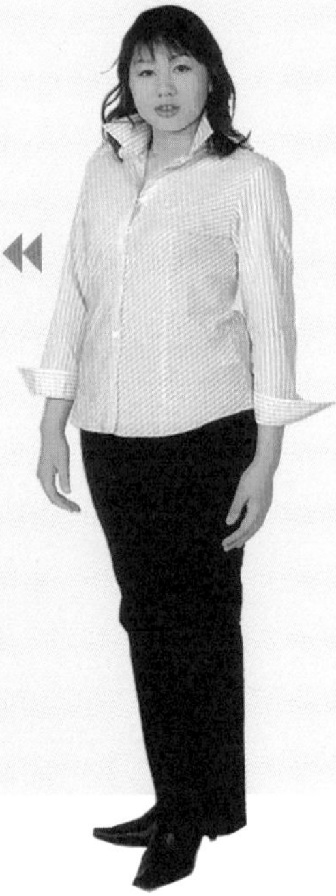

就算你生過小孩、是個吃貨、而且超討厭運動，還是可以瘦下來！

斷奶後，賀爾蒙恢復平穩，因此開始減肥。沒有經過嚴格的飲食限制和運動，就成功瘦了 22 公斤！

AFTER CHILD BIRTH

生子後

雖然小孩生下來了，肚子卻瘦不下來。曾經因為壓力而大吃，結果胖到連朋友都認不出來，因此下定決心減肥。

只花了一年，就瘦回懷孕前的身形！

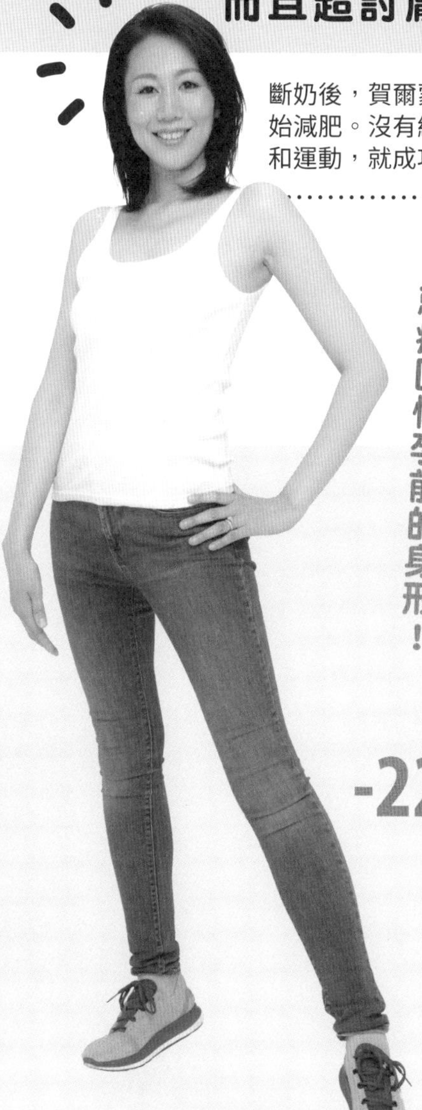

37 歲

52kg

-22kg ◀◀

36 歲

74kg

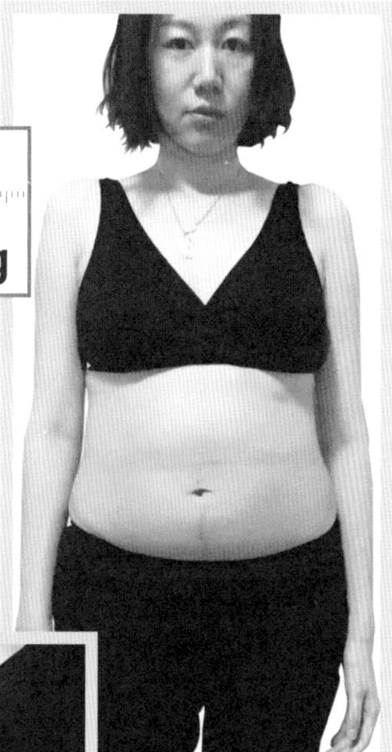

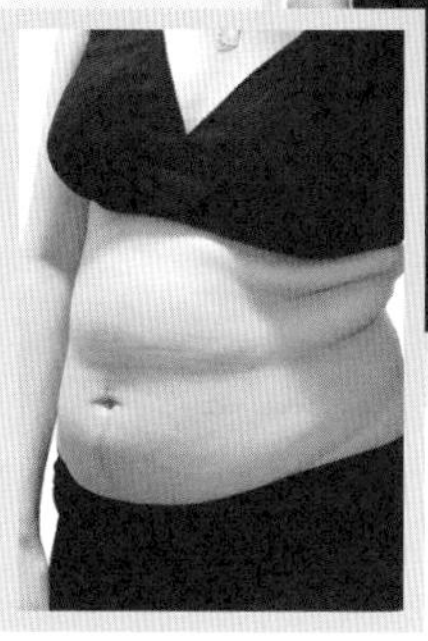

減重食譜

這是我實際做過的減重食譜，
保證簡單不麻煩！

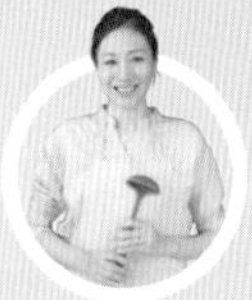

輕輕鬆鬆瘦下來！｜食材豐富的蔬菜清湯

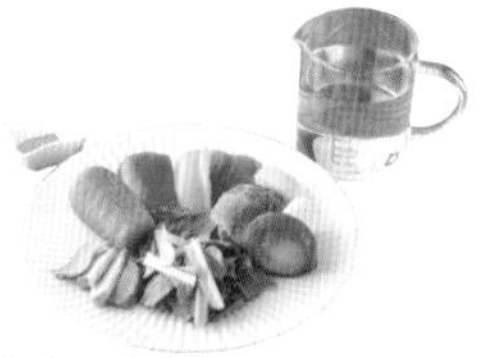

食材（三人份）

- 紅蘿蔔 1/2 根
- 彩椒（紅、黃）1/4 顆
- 青椒 1/4 顆
- 杏鮑菇 1/2 根
- 香菇（大）1 根
- 洋蔥 1/6 顆
- 小松菜 2 把
- 厚切培根 5 公分
- 高湯粉 2 小匙
- 水 500ml

步驟❶

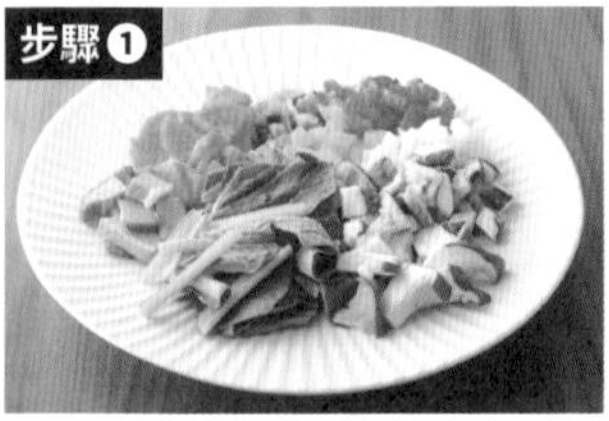

將食材隨意切好。可依個人喜好挑選蔬菜，種類越豐富越好，請避免馬鈴薯或南瓜等糖分較多的食材。如果嫌麻煩，也可使用超市販售的冷凍蔬菜。

步驟❷

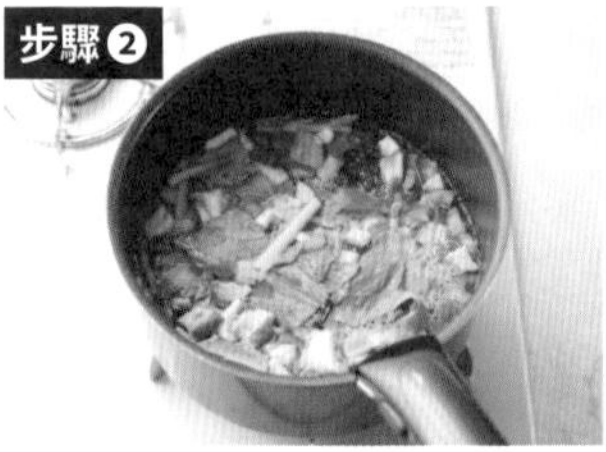

將❶的食材和水、高湯粉放入鍋內，煮到沸騰。調味可以選用味噌、番茄或任何你喜歡的味道，但是咖哩醬汁等高卡路里的調味則不推薦。

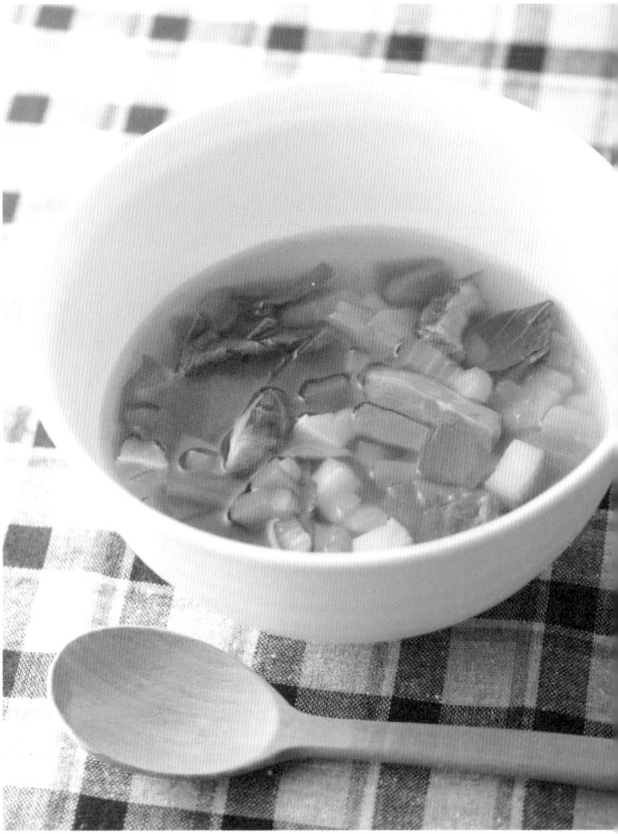

有助於減重的原因

- 蔬菜會增添飽足感，可以防止醣類和蛋白質攝取過量。
- 營養均衡，不會讓你有飢餓感。
- 不僅能改善便祕，也能提升代謝效果，甚至還養顏美容！

How to

❶ 超簡單！媽媽產後瘦身食譜

超想吃甜食時的減重救星｜蔬菜寒天

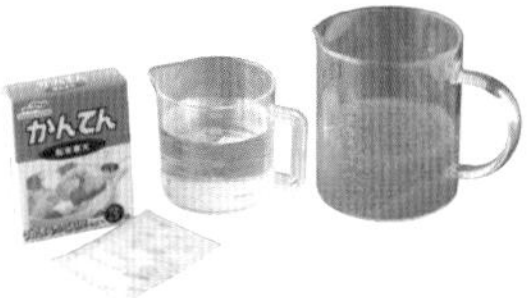

食材（三人份）

- 蔬果汁（內含果肉）300ml
- 水 200ml
- 寒天 4g（1 包）

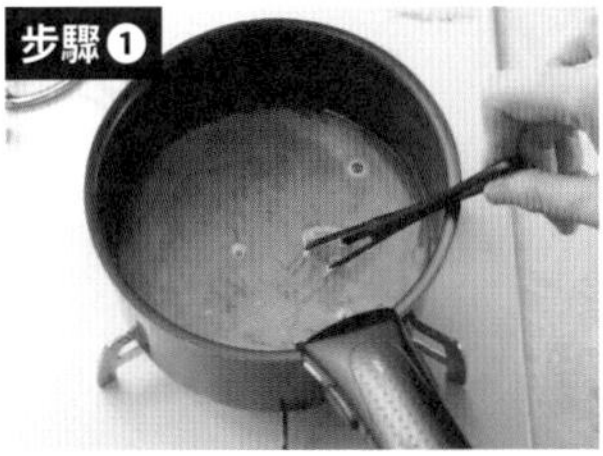

將材料放入鍋中，開火後慢慢攪拌直到融化。

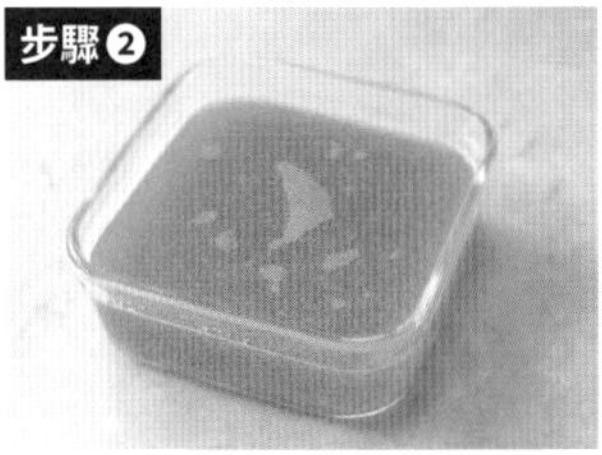

倒入器皿，靜置 5 分鐘就完成。

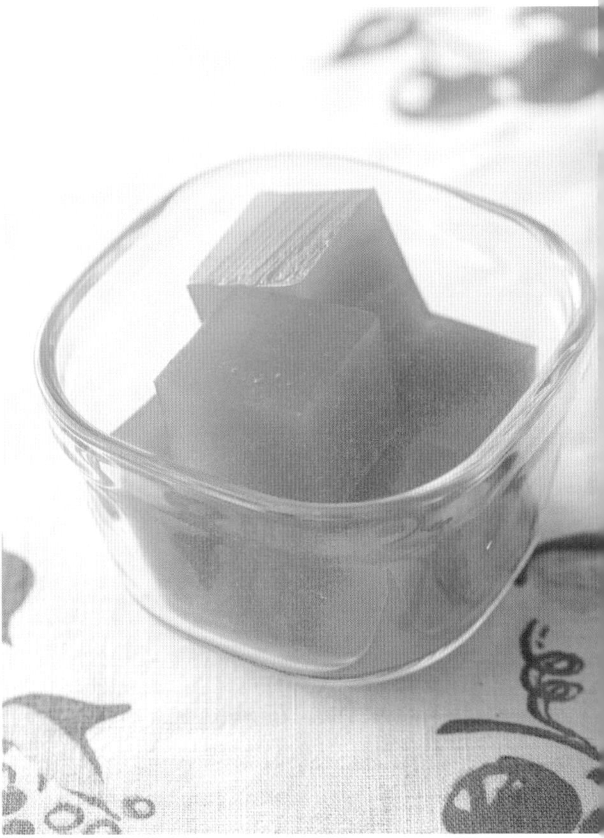

有助於減重的原因

- ✓ 簡單來說就是低熱量。
- ✓ 可以滿足嘴饞想吃甜食的慾望。
- ✓ 寒天富含纖維，又有飽足感，還可以幫助排便！

How to ②
1 年內順利瘦了 22 公斤的減重菜單

菜單的基本組合

- 白飯 0.3 杯
- 內含蔬菜或海藻、香菇的清湯
- 一個拳頭大小的蛋白質（未調理狀態）
- 一大碗生菜沙拉

〉其中一天的菜單 ❶〈

重點菜色是「蘆筍肉捲」

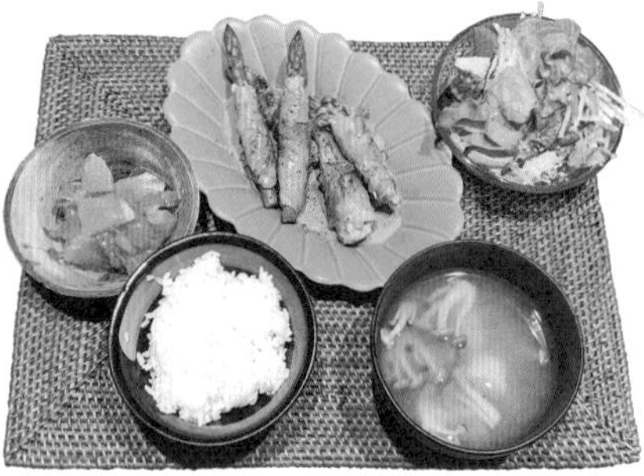

雖然肉量不多，但因為包裹了口感很好的蘆筍，滿足感大增！

〉其中一天的菜單 ❷〈

重點菜色是「醬煮花枝」

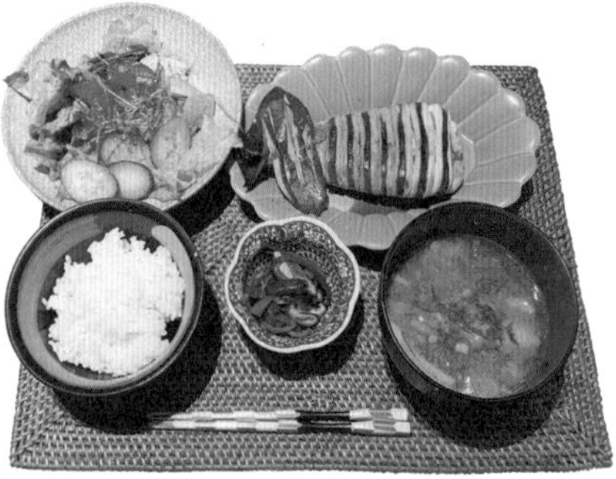

花枝一條只有 264 卡，低卡路里、低脂肪又有嚼勁，是非常適合減重的食材。

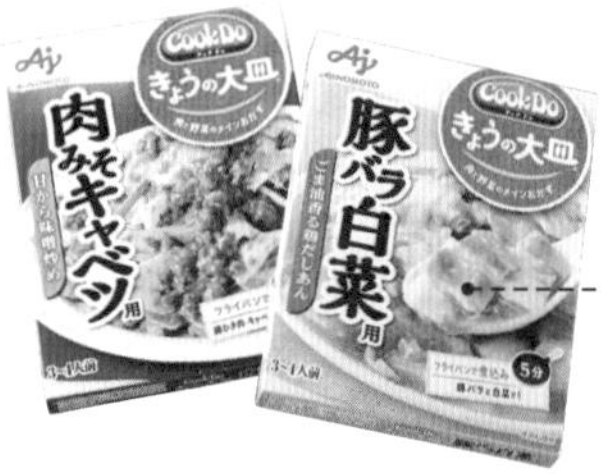

建議把肉類跟蔬菜一起烹調！

將肉類跟蔬菜一起烹調，可以減低蛋白質的分量，自然也會減少熱量。我經常使用左側這樣的調味包，只要加入食材烹煮即可，非常簡單。對於帶小孩的媽媽來說，方便省事非常重要！

運用「醬汁鍋」避免做太多菜

媽媽之所以會發胖，很重要的原因是做太多菜，最後不得不幫孩子吃完。如果運用手掌大小的醬汁鍋做菜，可以幫助你抓好每一餐的分量，減少剩菜。

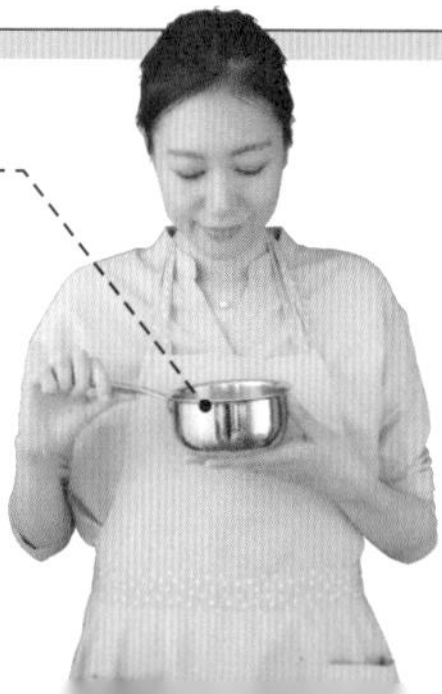

How to 3 把時間留給減重和睡眠！好用的家電用品

放著不管就能做好料理
無水鍋

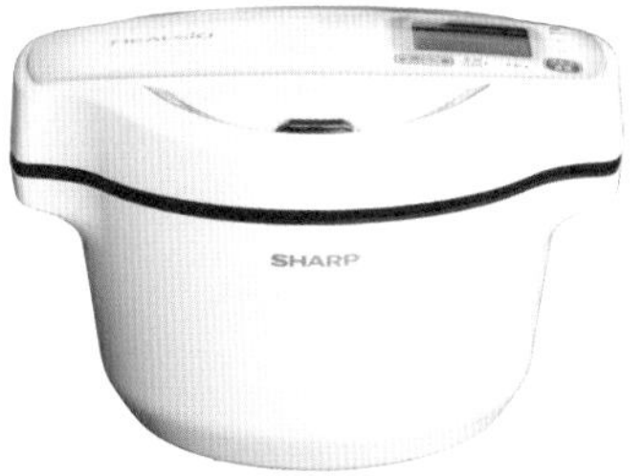

就像變魔術一樣，只要把食材放入無水鍋再按下按鈕，好吃的料理就出現了！連原本需要拌炒的菜肴都可以做出來，就是這麼方便又省時。這是我最近買的商品裡最推薦的一款！

掃地機器人
RULO

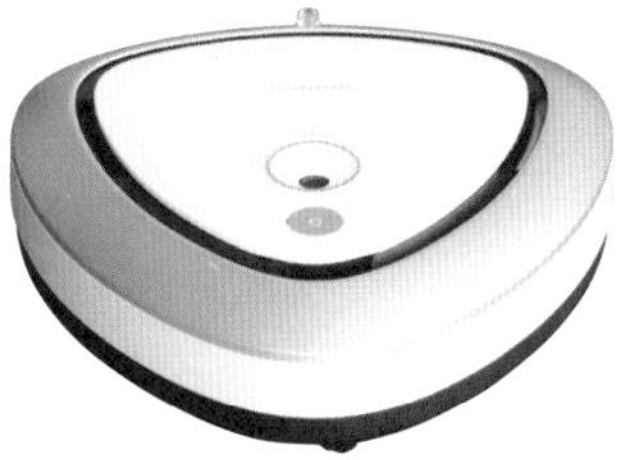

多虧有掃地機器人，我才能把打掃的時間拿來運動。它可以妥善避開家中障礙物，不需要事前整理，相當輕鬆。另外，運轉聲音很小這一點我也很喜歡。

How to 4 常備蔬菜是幫助媽媽瘦身的祕訣

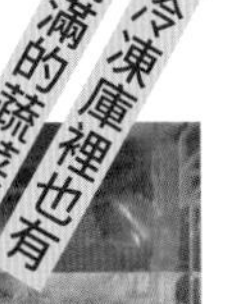

媽媽如果想要好好減重，必須每天吃大量蔬菜，因此家裡必須要常備蔬菜。記得要隨時在冰箱裡準備綠色蔬菜或是彩椒喔！

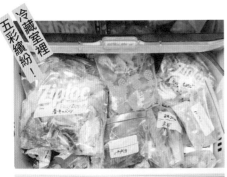

冷藏室裡五彩繽紛！

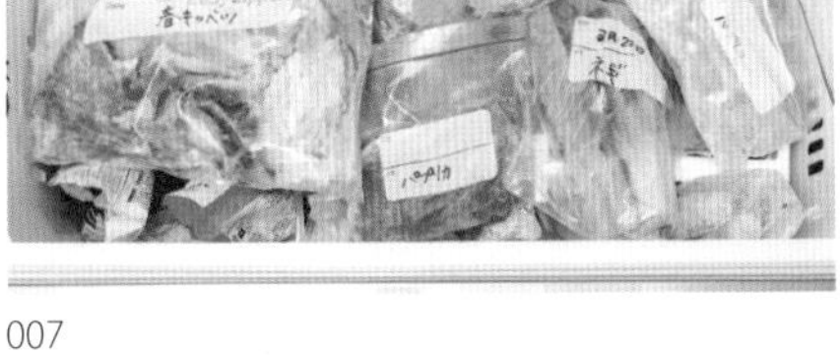

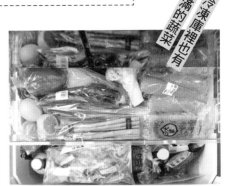

冷凍庫裡也有滿滿的蔬菜

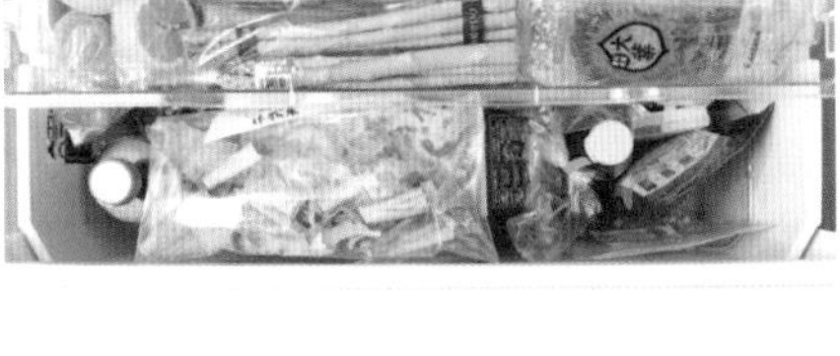

目錄

Part 3 媽媽速瘦指南・點心篇

Part 4 媽媽速瘦指南・餐飲篇

Part 5 媽媽速瘦指南・生活篇

Part 6 產前↔產後「減重方式轉換」

Part 7 保持減重動機的方法

你是哪一種人？
發胖媽媽和苗條媽媽的差異

苗條的媽媽		發胖的媽媽
穿懷孕前的衣服	服裝	穿孕婦裝
追著孩子跑	在公園	坐著
在家運動	發現自己代謝變慢後	繼續吃，反正船到橋頭自然直
保養皮膚或指甲	空閒時間	吃甜點或麵包
喝無糖、不含牛奶的飲料	在咖啡店	喝甜飲、吃甜點
「總之，來試試看吧」	口頭禪	「好累喔」「算了啦」「好麻煩喔」

生活中的各種選擇，造就了你的身材。發胖媽媽選擇了讓自己變胖的選項，苗條媽媽選擇了讓自己維持身材的方式。只要從現在起，好好模仿苗條媽媽的選項，無論是誰都可以瘦下來喔！

Part 1

減重專家
胖了 22 公斤
的原因

儘管身為減重教練
經過懷孕生子還是胖了22公斤

只要經歷懷孕、生子，誰都容易發胖。
但是，並不是因為你的體質改變了，所以無法瘦下來。
讓我來告訴你，什麼是適合媽媽的瘦身方法。只要照著做，一定會瘦！

懷孕、生子之後，體態會大幅改變。這是許多媽媽共同擁有的煩惱。**不管原本有多苗條，只要經歷懷孕生子，一不小心就會發胖**。而且，就算用懷孕前試過的減肥方法努力瘦身，通常也很難瘦下來。因此，許多媽媽都為了減重瘦身而苦惱。就連身為減重教練的我，經過懷孕、生子、育兒之後，也在短期之內胖了22公斤。

相隔14年，再次胖了22公斤。原因就是懷孕生子。

到目前為止，我透過提供一對一減重訓練和撰寫減重書籍等方式，成功協助許多女性達成瘦身目標。但是，在我成為減重教練以前，我曾經是身高172公分、體重72公斤的「重量級女子」。21歲那年，**我因爲被陌生人嘲笑是「象腿」而奮發減重**，一年之內就從72公斤瘦到52公斤。後來，我運用這段經驗，以減重教練的身份協助更多人達到完美體態。在那之後的14年內，我一次也沒有復胖，體重一直維持在52公斤。**那時我想，我一定是易瘦體質，接下來的人生應該也不會再變胖了！**但我太小看懷孕生子的威力了。**儘管身爲減重專家，竟然也在不知不覺之間胖到74公斤**。這是我有史以來的最高紀錄。

孕期不適，一口氣吃了4片外送披薩！

幸好，現在的我已經重新瘦回52公斤。總結兩度減重20公斤的經驗，我可以很肯定地這麼說：**「女人之所以會因爲生小孩而發胖，並不是體質改變了。而是你的生活方式**

變得和懷孕前完全不一樣，所以才瘦不下來。」以下將說明我是怎麼在懷孕過程中發胖的，這樣你就會明白我為什麼這麼說了。

因為身體不適和生產前的不安全感，而吃個不停的懷孕時期

懷孕初期，我因為嚴重噁心反胃，有段時間什麼東西都吃不下，體重也從52公斤急速掉到46公斤。當時婦產科醫生說，我這樣太瘦了，應該要再胖一點比較好。就是因為這一句話，我腦中的發胖開關瞬間打開了。或許因為之前什麼東西都吃不下，在身體不適稍微平緩後，我變得非常愛吃，每天就是吃個不停。再加上行動不便所產生的負面情緒和面對生產的不安感，某天我突然驚覺，自己的腦袋裡只剩下「吃」這件事。每晚我不是不斷上網搜尋甜點關鍵字，就是瀏覽著樂天預購排行榜、製作一份屬於自己的美食清單。直到某一天，我竟然一個人津津有味吃完了4片中型的外送披薩。

以前我總是努力克制自己，絕對不吃那種加了許多奶油或起司的料理。但那時候我卻拼命吃個不停，還曾經一個人在五右衛門義大利麵專賣店吃完3盤培根蛋義大利麵。

而回福岡娘家待產時，我曾經因為非常想吃「卡布里喬莎」的披薩，千里迢迢跑到長崎。當時的我，並不會因為福岡沒有卡布里喬莎，所以就放棄吃披薩這件事。這種行動力想想也是蠻恐怖的。是的，我本來就非常愛吃。我竟然忘了，自己特別對甜食和調味濃郁的食物徹底缺乏抵抗力。再加上懷孕時期，自以為要為了肚子裡的孩子多攝取營養，因此接下來就是往發胖之路直線前進。

不斷違反減重規範的每一天

當時，我每天都攝取大約三千卡左右的熱量，現在回想實在很恐怖。冷靜思考一下，孕期中的我做的每一件事，都違反自己平時指導學生的減重規範。雖然對於「吃」這件事異常執著，但那時候的我，卻毫無危機意識。仗著自己是減重專家，以為只要下定決心減肥，一定會再瘦下來。而且還告訴自己：因為懷孕初期食慾不好、瘦了很多，所以現在多吃一點也沒關係吧。就是這種「稍微多吃一點應該沒關係」的心態，導致我的體重逐漸增加。

哆啦A夢等級的腰圍

像這樣每天吃個不停，發胖也是理所當然。平常就算沒有特別做什麼，身體卻變得很沈重，很容易氣喘吁吁、感到疲累。誇張的是，有次我正要從餐廳的扶手椅起身，竟然因為太胖而卡住屁股，站不起來。懷孕以前，我的腰圍只有60公分，臨盆前竟然胖到125公分。幫我量腰圍的助產師說：「哆啦A夢的腰圍是129公分，你的腰圍已經快要達到哆啦A夢等級了喔！」這句話讓我相當衝擊。醫生很生氣地對我說：「懷孕期間如果胖太多，產道周圍會堆積脂肪，變得跟鐵一樣硬耶！等到要生孩子的時候，你會非常非常痛苦的！」因此在最後一個月，我決定每天晚餐只吃沙拉，勉強讓體重維持在74公斤，順利生下孩子。

同學的一句話讓我下定決心減重

儘管我知道自己發胖了，但是內心某部分還是樂觀認為：只要生了孩子，扣掉小孩的體重之後，自己就會變瘦了。不過等到生產後才發現，扣掉胎盤和胎兒的重量之後，我只瘦了1公斤左右。雖然知道狀況很糟糕，但是過去那種容易導致發胖的飲食習慣和思考模式，讓我很難擺脫發胖的命運。偶爾外出時，我甚至會在街上找尋比自己還胖的人。看到這樣的人之後，還會告訴自己「我還好嘛」，接著繼續大吃大喝。但是大吃大喝的我，真的就開心了嗎？其實並沒有。只要一吃東西，我的內心就會升起罪惡感，一點也不覺得快樂。因此壓力反而越來越大，墮入不停吃喝的惡性循環中。由於對發胖缺乏自信，不想和朋友碰面。為了填補空虛的心，只好繼續大吃大喝。而讓我擺脫負面循環、下定決心減重的原因，是那次和母親一起去婦產科，在診所巧遇同學的時候。

「好久不見呀！」她向我打招呼後，笑著說：「你胖太多了啦，我剛剛還沒發現是你呢！看到你媽媽跟你站在一起，我還想說『那個是ＥＩＣＯ嗎！？』」什麼？我胖了這麼多嗎！聽到朋友的直率反應，我內心非常震驚。在這之前，我一直不願意面對自己發胖的事實，但現在終於下定決心，決定認真減肥。

世上並沒有針對孕後女性的減肥法！為了找回過去的身材，我做的第一件事就是重新檢視自己過去撰寫的減重書籍。但不管我怎麼努力想要遵循過去十四年採取的減重法，總是無法順利進行。我不斷思考著：「為什麼無法順利減重呢？」最後我終於發現，生過小孩的女性無法使用和孕前的減重方法。女性生了小孩之後，自己的時間會越來越少，根本沒空減重。而且因為有了小孩，原本的生活方式也大大改變了。我認為，這種生活狀態的變化，就是阻礙媽媽減重的關鍵原因。更進一步說，目前市面上根本沒有針對產後女性而設計的減重方式。既然如此，我就來研究一套減重方法，讓媽媽們可以在合理的狀態下實踐吧！這本書中介紹的方法就是這麼誕生的。我自己也是透過本書的減重方法，從74公斤瘦了22公斤。現在的我，不論身高、體重都和懷孕前一樣，維持在172公分、52公斤。秉持「健康優先」的理念，我不做過分嚴格的運動或飲食限制，卻在一年內瘦下22公斤。就連當初那個大吃大喝、毫無節制的我，都可以在不感到痛苦的狀況下達成目標。這是一本為產後、正在經歷育兒、甚至是所有為體重所苦的媽媽所寫的書。另外，如果你是懷孕中的女性，只要採行書中介紹的生活方式，等到生完小孩之後，應該也不太容易發胖。

Part 2

減重之前要先知道！

懷孕生產容易讓人發胖的真正原因

媽媽瘦不下來的3個原因「壓力」、「點心」、「體質改變」

「懷孕生產為什麼會讓人容易發胖？」
在你減重之前，務必要先了解發胖的原因。
才能讓你的減重計畫更有效率！

不論原本再怎麼纖細、或是從沒胖過的人，只要生了小孩都有機會發胖。
而且，就算努力實行減肥計畫，體重也很難降下來。
但是我在產前去看婦產科時，醫生卻從來沒說過「生了小孩的女人很容易發胖」這回事，至少我自己從來沒聽過。

因此應該有很多媽媽很苦惱，認爲自己明明過著跟生產前一樣的生活，爲什麼會發

胖呢？究竟女性生產後為什麼會容易發胖？根據我自己和其他學生的經驗，大致歸納出以下三個原因。

1. 爲了紓解壓力而大吃大喝。

2. 吃點心的機會增加了。

3. 胃被撐大了。

針對這三個原因，接下來讓我一一解釋。

讓媽媽發胖的陷阱 1

為了紓解壓力而大吃大喝

產後減重之所以無法順利進行，主要是因為媽媽失去了屬於自己的時間。生小孩以前，如果覺得自己變胖了，只要增加健走、上健身房的時間，或是刻意多吃蔬菜，就可以用自己習慣的方法將體重控制住。

但是一旦開始養育小孩，生活的優先順序就改變了。無論如何，小孩的事情永遠都會比自己的事情重要。**如果要減肥，優先順序也不得不往後移，因此媽媽沒有太多心力可以維持自己的體態。**

就算想去健走或上健身房，但是當生活中充斥著準備孩子的餐點、幫孩子洗澡、哄孩子睡覺等等各式各樣必須完成的事情時，媽媽已經無法像從前一樣撥出時間運動了。「因為失去自己的時間所以無法運動」，這件事帶給媽媽很大的壓力。

帶孩子時，「吃」是最快速的紓壓方法

養育小孩和工作、讀書不同，有時候不管你多麼努力，事情也不會如你所願。不論小孩有多可愛，媽媽一定會比以前更容易焦慮。想要紓解壓力，卻無法隨心所欲地出門，畢竟身為媽媽根本就沒有自由時間。也因如此，媽媽的內心始終覺得空虛。

這種時刻，能夠快速滿足內心空虛的方法就是食物了。為了消解育兒壓力，很多原本食量沒那麼大的女性也很容易變得熱愛大吃大喝。像我自己從懷孕到生完小孩這段期間，也是透過吃來紓壓。

因為睡眠不足而情緒暴躁

小孩出生之後，媽媽的睡眠時間變得少得驚人。當小孩起床，媽媽必然得醒著。小孩午睡時，媽媽又得做各式各樣的家事，連小睡片刻的時間都沒有。

一旦睡眠不足，身體自然會儲存脂肪，甚至心理層面都會受到負面影響。生了小孩之後，媽媽本來就容易發胖了，再加上壓力影響大吃大喝，因此一路胖下去。

對我來說，最痛苦的莫過於小孩夜啼。小孩每隔1到3小時就會醒來，所以我總是處於睡眠不足的狀態，因而焦躁不已。

由於老公在我生產前就調派國外，所以我有一段時間老是緊張不安，生了小孩後甚至觸發了產後憂鬱症。當時我出現了幻聽症狀，看著醫院窗簾時，還會覺得上面的圖案在動。那個時候的我，心理狀態就是這麼糟糕。而為了填補內心的不安和焦慮，我只好每天吃個不停。

讓媽媽發胖的陷阱2

吃點心的機會增加了

帶小孩時，媽媽的生活變得非常忙碌，完全沒有自己的時間。另一方面，因為在家的時間變多了，**吃點心的機會也跟著增加。**

由於生活重心是照顧小孩，自己的三餐總是拖到最後才吃。為了要讓小孩好好吃完每一餐，我們的眼睛無法離開小孩，只能趁空檔隨便吃了。因為沒辦法坐著好好吃飯，只能隨意站著吃麵包，或是吃些方便吞下肚的麵類和丼飯。而這些都是以醣類為主的食物。**營養不均衡再加上醣類攝取過多，因此容易導致發胖。**

另外，因為平常要為孩子準備點心，就連之前不太吃點心的女性，**也慢慢養成習慣。**「配合小孩的點心時間，自己也跟著吃一點小零食吧！」很多媽媽都會這麼想。

當小孩的點心沒吃完，媽媽又會因為不想浪費食物、乾脆自己吃掉。就是因為這樣，體重也跟著慢慢增加。

胃被撐大了

生完小孩以後，媽媽在某一個時期會突然瘦下來，那段時間那就是哺乳期。餵母乳會消耗很多熱量，因此不管你吃了多少都不會發胖。

餵一次母乳，媽媽會消耗大約50到100卡。特別在小孩出生後的半年內是哺乳高峰期，每天大約會消耗350到500卡，相當於一個30歲、60公斤的成人連續游泳70分鐘或慢跑80分鐘的運動量。

因此，就算大吃大喝、什麼運動也不做，還是很有機會瞬間掉了10公斤左右。厚生勞動省甚至建議，女性在哺乳期間要攝取比平常多350卡的熱量。

以我來說，雖然一開始餵的是母乳混奶粉，但我的體重也掉了快要10公斤。簡而言之，在孩子開始吃離乳食品前的半年，正是媽媽的獎勵關卡。

這段時間裡，很多人會誤以為自己的體質很好，不管吃什麼都容易瘦，或以為自己瘦身非常成功。但事實上並非如此。

在哺乳階段，媽媽會因為飢餓而多吃東西，也會為了分泌乳汁而進食。因為那段時期不管怎麼吃都會瘦下來，胃的空間也越來越大。結果，當小孩開始吃離乳食品後，媽媽的食慾卻降不下來。因為當你的胃被撐大，就很難再回到原本的狀態了。

當哺乳量和熱量消耗減少了，媽媽的食量卻維持和之前一樣，因此才會漸漸開始變胖。這是非常典型的產後發胖模式。我也是因為哺乳變瘦之後，以為自己怎麼吃都不會胖，所以常常去吃到飽餐廳大吃一頓，體重因而大幅上升。

要是當時沒發現這個陷阱，繼續大吃大喝，現在的我大概已經胖到80公斤了。許多媽媽認為，自己因為生了小孩體質改變，所以很難瘦下來。其實，改變的不是體質，而是你的食量。

從頭到尾都餵孩子喝牛奶的媽媽雖然沒有「怎麼吃都瘦」的獎勵關卡，但因為原本用來哺乳用的熱量沒有消耗，因此並不容易感到飢餓。如果你是這種類型的媽媽，千萬記得不要用吃來紓解壓力，也不要染上吃點心的習慣喔！

有些人會因為過度忍耐，反而開始愛吃油膩食物

另外一個媽媽的發胖陷阱，就是開始會想多吃高脂肪食物。餵母乳時，因為乳腺容易發炎，所以醫生都會要媽媽少吃油炸物、含奶油或起司等乳製品的食物。不過當孩子開始斷奶，媽媽就不太需要再擔心乳腺發炎了。因此很多人會從這個時候開始吃高油脂食物。

我自己也是忍了一段時間不吃高脂肪食物，等到一停止餵母乳，就開始大吃麥當勞之類的速食或是洋芋片、披薩等高熱量食物。觀察一下其他的媽媽，似乎很多人都有同樣的經驗。

生產後半年內先不要進行嚴格減重

讀到這裡，應該很多媽媽都會覺得「沒錯！就是這樣」吧？接下來，我將具體和大家說明該如何順利度過生產後的發胖陷阱。

不過，關於正式開始減重的時間點，我希望各位能聽一句忠告。**那就是生產完的半年內，請先不要進行嚴格的減重訓練。**我明白大家對於自己的體型很焦慮，希望能趕快做點什麼來改善。但是這段期間，希望各位的飲食一定要注重營養均衡。

為了照顧新生兒、哺乳，還有應付孩子夜啼而睡眠不足，生產後的媽媽不論身心都處於非常疲倦的狀態。所以千萬不要勉強自己，不然反而會傷害你的身體。特別是選擇餵母乳的媽媽，為了孩子，你更要攝取充分的營養素。這才是最重要的事。

此外，在哺乳高峰期以前，媽媽體內的賀爾蒙還不穩定，情緒也很容易過度起伏。因此生產後的半年內，並不適合進行減重訓練。這段期間也不要做太激烈的運動。如果你非得做點什麼才能撫平內心的不安，可以參考本書第111頁介紹的腹式呼吸和第112頁的健走運動。這兩種方式不會對你的身體造成太多負擔，可以嘗試看看。

Part 3

媽媽速瘦指南 點心篇

媽媽之所以會發胖，很大的原因是因為吃了點心零食。與其過分勉強自己、讓自己不開心，不如減少吃點心的機會，這樣更容易成功減重。本章將為你介紹可以享用點心又不發胖的祕訣。

Q1 有吃點心零食的習慣，該怎麼戒除？

A 減少和孩子一起吃點心的次數吧！

媽媽很容易會養成和孩子一起吃點心的習慣，這是發胖最主要的原因！以前我也曾經在一天之內和孩子吃了4次點心。該怎麼改善呢？我建議不要每次都跟孩子一起吃，比方3次裡有2次不要吃點心改成喝飲料就好，不需要覺得非得跟孩子一起吃點心才行。能夠保持體態的媽媽很多是不吃點心只喝茶飲的。飲料的話我特別推薦水果茶，一般超市就有販賣不含糖卻散發水果或蛋糕香味的果茶。

很多媽媽會認為孩子喜歡吃甜食所以買了那些食物。不過你必須思考孩子是否真的喜歡吃點心？我就有學生因為以為孩子喜歡吃點心，所以買了那些東西，但是孩子吃剩的通通進了她的肚子。到最後才發現，孩子喜歡的是醋昆布乾。另外有專家推薦以小魚乾或地瓜乾作為零食。勸各位不要執著於點心，乾脆減低吃零食的頻率吧！

Q2 孩子喜歡吃甜食，家中常有甜食怎麼辦？

A 祕訣是「不要買大包裝」！

如果因吃甜食發胖，就千萬不要再買大包裝的零食了。雖然大包裝比較划算，但要是買了家庭號包裝，很可能會因為覺得零食還剩很多等原因，一不小心就吃光了。如果是綜合口味的零食包，也可能因為種類很多不知不覺吃太多，一定要特別注意！買零食時，選擇小分量的包裝比較好。雖然不太划算但孩子自己就吃得完。

曾經有一次，幼兒園老師提醒我：「如果是孩子想吃零食，那也沒辦法，不過媽媽不要主動讓孩子吃零食比較好。」我這才恍然大悟。很多人會因為自己嘴饞，卻問孩子要不要吃點零食，下意識增加孩子的零食攝取量。另外，家裡也可以規劃一個專門放孩子零食的區域，並且設下規範。之後只要是放在這裡的零食，你絕對不能吃。這樣對你的減重也會有幫助。

Q3 常忍不住想吃零食，該怎麼辦？

A 少看電視的甜品廣告，減少誘惑！

應該有很多媽媽會一邊打掃家裡一邊吃巧克力，或一邊看電視一邊吃餅乾吧。如果是納豆、白飯、蔬菜或海藻等營養價值高的食物，偶爾吃一點倒是沒關係，但如果是甜點的話就不同了。因為當你吃甜點零食時，多半不會意識到自己「正在吃東西」，吃之後也不太會殘留在記憶裡。因此等到你發胖之後會找不到導致肥胖的真正原因，讓減重變得困難。

如果要避免每天吃零食，要盡量減少想到零食的機會，特別是減少看到甜點的機會。當你在家時如果一直開著電視，很容易看到美食廣告等，當然就會刺激食慾，讓你嘴饞想進食。你是不是只要看了電視的美味蛋糕特輯，腦子裡就是滿滿的蛋糕？如果你是這種人，就要特別注意了。假如你只是希望家裡有一點背景音，建議你改成廣播，減少視覺上的刺激。

Q4 一直想吃東西該怎麼辦？

A 不要再看甜點的新資訊了！

「這個也想吃，那個也想吃。」「其實肚子不餓，但是腦袋裡就是滿滿的食物……」這樣的人，多半是喜歡主動瀏覽美食情報的人。

以我來說，當我因為懷孕胖了22公斤之後，幾乎每天晚上都會在樂天這類的網購平台上瀏覽人氣美食排行榜，然後訂下自己的美食清單。

另外，我也會到便利商店的甜點架、知名連鎖甜點店巡邏，看看他們有沒有推出新產品。當然，只要一看到新產品，我就想買、想吃，然後就這麼發胖了……。

你只要看到美食資訊，無論如何就會想吃吃看嗎？那麼，只要一開始不要看到這些資訊，應該就不會勾起食慾了。如果你的網路瀏覽紀錄都是美食，也許可以嘗試改為瀏覽時尚、美容資訊之類的主題喔！

Q5 我真的需要靠零食來療癒自己，該怎麼辦？

A 規定自己每次只吃一盤醬油碟的分量吧！

假如你真的非常想吃零食，其實只要能夠謹守分量就沒關係。不過，我希望你能夠遵守一個規則，那就是每次都把零食放到盤子裡吃。如果直接就著原本的包裝，會很容易忘記自己到底吃了多少。媽媽每天的生活都很忙碌，與其說是想吃零食，很多人其實只是想要有一點放鬆休息的時間。在這種狀況下，其實你不需要吃太多分量。

我建議，裝零食的盤子最好是一個醬油碟大小就好（請參考第123頁）。另外也要記得準備熱茶之類的飲料。透過這些方式，讓大腦知道「現在是休息時間」。這樣的話，其實你只需要吃一點，內心就會得到滿足。

假如你連把零食裝到盤子裡都懶得做，那就表示你並沒有非常想吃，這種狀況就可以不用吃了。把吃零食這件事增加難度，自然就可以降低吃零食的頻率。

Q6 一定要完全戒掉零食嗎？

A 讓每次的零食時間變得更有紀念意義吧！

以減重訓練來說，完全不吃點心是最理想的方式。不過，要一個非常喜歡吃甜點的人直接戒掉實在很困難。如果硬要戒零食反而會累積壓力，壓抑到最後很容易變成報復性飲食。為了防止報復性飲食，真的很想吃甜點的時候，請不要過度壓抑自己。不過，我希望你可以讓每次的點心時光變得更有紀念價值。吃蛋糕時，比起自己一個人站在廚房吃掉，你可以選擇外出散步或小孩睡覺的時候去咖啡店享用，也可以邀請其他人一起品嚐，這樣會更有特殊意義。如果真的要在家裡吃，也請你參考上一頁的方法，搭配飲料一起享用。假如一股腦吃掉甜點，當你日後回想時，很容易會忘記自己到底怎麼發胖的，也很難從吃甜點中得到滿足感，很快又會想再吃東西。

Q7 可以用零食取代正餐嗎？

A 這樣很容易讓你焦躁或吃過量！

「假如熱量都一樣，用零食取代正餐應該也可以吧？」很多人會這麼想。不過，用零食取代正餐其實是不好的行為。原因大致有以下三個：

- 第一是營養不均衡（請見第67～68頁詳述）。營養均衡的一餐包含醣類、蛋白質、維生素或礦物質等營養素，不過，甜點零食幾乎就只有醣類和油脂。因此吃完甜點後，很容易因為營養不足而感到飢餓。
- 第二個原因是體內容易囤積脂肪。身體攝取醣類後，血糖會急速上升，由肝臟產生的胰島素會把醣類轉變為脂肪。因此就算熱量一樣，吃甜點也會比較容易發胖。
- 第三個原因是會造成嗜甜症。甜食會造成血糖不穩定，也會讓人容易焦躁。久而久之，只要你沒吃醣類，心情就很難平穩。因此，如果你只吃甜點零食，精神狀態就會變得不穩定。

Q8 不吃正餐的話，可以每天吃甜點嗎？

A 如果要用甜點取代正餐，3天內只能一次！

很多人會認為，只要減少正餐的分量，就算會從甜點裡攝取醣類，也可以取得平衡、不會發胖。但是我並不建議這種做法。如同右頁所說，假如你只吃甜點零食，血糖會急速升高，不但容易發胖，也可能會導致甜食上癮。不過，也有些人是透過吃甜食來維持減重動力。假如你是這樣的人，那麼，偶爾一次用甜食取代正餐也不是不可以。

只是假如每天吃甜食，會很容易上癮。因此我建議，如果要用甜食取代正餐，3天內只能做一次，而且只能發生在三餐內的其中一餐。這樣的話，3天內可以吃一支霜淇淋、一塊起司蛋糕、一顆大福或一片巧克力磚。在減重過程中，可以3天放鬆一次，作為給自己的獎勵。但是另外的2天就要請你認真減重喔！假如你並沒有那麼熱愛甜食，只是想要偶爾吃吃甜點、轉換心情，那麼每次應該只需要吃一點點就滿足了。請你參考第38頁的方法，把零食放在醬油碟中享用喔！

Q9 甜點零食容易吃過量，該如何避免？

A 請你計算一下每個月花在買零食的費用吧！

假如你是非常愛吃零食的人，我強烈建議你可以檢視一下花費，看看自己每個月到底花了多少錢買零食。應該有很多媽媽認為養育小孩花很多錢，所以平常要盡量節省吧！

你可能覺得，只是偶爾花一點小錢買零食，應該無傷大雅。不過長期累積下來，也是一筆龐大的費用。如果你稍微冷靜下來，計算一下每個月花在甜點零食和咖啡店的費用，就會驚覺自己竟然花了這麼多錢吃甜點。有些人會認為記帳、算帳很麻煩，不過現在有非常多好用的記帳軟體可以幫助你。

Q10 突然想吃甜食時，該吃什麼樣的零食呢？

A 建議你試試蔬菜寒天！

「什麼都好，我就是想吃一點甜食！」這種時候，我建議你可以選擇水分含量多的食物，因為食物中的水分含量可以幫助抑制熱量。比方說，比起蛋糕或巧克力點心，果凍或是水果的熱量就是比較低。假如你不知道怎麼挑選熱量低的食物，用「水分含量多寡」為基準，絕對不會出錯。

在減重過程中，我幾乎每天都會吃用蔬菜汁做成的寒天。和果凍相比，寒天馬上就能凝固，這點非常棒。想吃零食的時候，只要把果汁、水、寒天放入鍋子煮到沸騰，再靜置5分鐘左右就完成了。就算你不擅長做甜點，也可以輕易完成。而且由於寒天是海藻做成的，幾乎不含熱量。雖然蔬菜汁的營養價值比較高，但如果你使用果汁含量100％的葡萄柚汁或柳橙汁也可以。每次建議的分量大約是味噌湯碗的三分之一，不過就算稍微吃多一點，你也不會有罪惡感。而且，孩子也會吃得很開心喔！做法請見第5頁說明。

Q11 聽說吃再多巧克力也不怕胖，是真的嗎？

A 這種想法非常危險！

指導減重的過程中，我常被學生問到：「巧克力是不是對減重很好呢？」確實，巧克力裡的多酚有燃燒脂肪的功用，高可可含量的巧克力也有燃燒脂肪和防止水腫的效果。不過，瘦不下來的人會吃的巧克力大多不是高可可含量，而是有堅果或餅乾的調味巧克力磚。

一片原味巧克力磚的熱量大概是三千卡，但是在調味巧克力磚裡，巧克力含量會比堅果餅乾少很多。因此，如果是同樣大小的巧克力磚，調味巧克力磚的熱量會比原味巧克力磚高出兩倍以上！減重過程中，巧克力磚攝取量建議是三天內吃一次、一次只吃一片，或是把一片巧克力磚分三天吃完。其實，不管是什麼食物，都不要以為可以靠著吃很多瘦下來。

Q12 吃優格當點心，是否健康？

A 雖然比甜點好一些，吃多還是會胖喔！

優格是牛奶發酵後製成的乳製品，比起以脂肪和醣類為主的蛋糕來說，確實比較不容易導致肥胖。不過，優格含有脂肪，有些優格則含有大量糖分。因此只能說相較之下會比蛋糕或餅乾好一些。如果吃太多，熱量還是過高喔！除了優格，比蛋糕好一點的零食還有布丁（含有較多蛋白質），以及用蛋白製成的蛋白霜、馬卡龍等。如果食材含有太多乳製品或砂糖，就請你避開吧。此外，與其吃甜點，選擇奇異果、柳橙等含有豐富維生素的水果會更好喔！而受到限醣人士喜愛的堅果類，其實油脂含量很高，屬於高熱量食物。一包杏仁（100公克）的熱量相當於兩片巧克力磚。

Q13 明明就在減肥，卻收到別人送的蛋糕怎麼辦？

A 就算是高熱量的蛋糕，只要中午前吃就不容易發胖！

在減重過程中，如果非得吃高熱量的蛋糕不可，我建議你可以在上午吃掉。早餐少吃一點飯，將熱量挪到其他的配菜和蛋糕，這樣就會是最棒的組合。

為什麼說早上吃蛋糕比較好呢？因為接下來的時間裡，你的活動量會比較大，可能需要做家事或是外出等。這樣一來，剛剛攝取的食物就會消耗掉，而非變成脂肪囤積在體內。因此，早上享用會比起其他時間好很多。或許有些時候，你無論如何就是想吃蛋糕。但是我建議你，只能在特別的時刻買蛋糕。以前大家只會在生日、紀念日等特別的日子才會買蛋糕，但現在因為便利商店也有賣甜點，導致很多人養成每天吃蛋糕的習慣。不過，如果你將蛋糕視為特別時刻才能吃的食物，享用蛋糕時，內心的滿足感也會提高喔！

Q14 肚子其實不餓，為什麼還會想吃點心？

A 不要把食物放在眼前！

看到食物時，肚子為什麼會覺得餓呢？就像有時候明明已經非常飽了，但是還能吃掉甜點。這是因為當你看到喜歡的食物時，消化速度會瞬間提高，胃會自己為食物製造空間。曾經有一位學生困擾地說，她正在減重期間，但當看到丈夫買了布丁，還是會不小心吃掉。後來，她請丈夫把布丁放在冰箱的最上層，不要讓她一打開就看到。結果她果然就不想吃布丁，最後也成功減重了。只要把食物放在眼睛看不到的地方，食物攝取量馬上就會下降喔！

Q15 如何解決一直想吃點東西的慾望？

A 請試試刷牙吧！

當你突然非常想吃東西時，首先請先思考一下，這種飢餓感是不是真的。比方說，當你打開冰箱時，如果沒有在冰箱裡看到自己想吃的食物，內心是否會覺得好想吃一點東西？可是如果肚子真的非常飢餓，只要看到冰箱裡有食物，不管是什麼都會吃掉吧。

那該如何抑制這種心情呢？我建議你可以去清潔口腔。只要用含有薄荷的刷牙粉好好刷個牙，或是用漱口水清清嘴巴，口腔就會變得清爽，食慾也消失了。我通常把牙刷和牙縫刷放在客廳、廚房和媽媽包等各種地方，每當我想吃東西時，就會去清潔口腔。刷牙之後，也會因為不想弄髒嘴巴，所以不想再吃東西。

Q16 做完以上嘗試，還是無法抑制食慾該怎麼辦？

A 請喝氣泡水或吃點有嚼勁的東西吧！

你已經刷了牙、洗了臉，但還是好想吃東西嗎？這種時候，我會先建議你喝零卡氣泡水等會讓胃膨脹的飲料。如果還是沒用，你可以試試下面這些有嚼勁的食物。

- 魷魚乾
- 海帶條
- 昆布
- 小魚乾
- 蒸大豆

人會因為咀嚼而得到滿足感，同時也能紓壓。吃了這些低熱量但有嚼勁的食物，應該就能抑制你的食慾了。

Q17 沒吃太多甜點，為什麼還是會胖？

A 飲料裡別再加砂糖和牛奶了！

請你回想一下，去咖啡店的時候，就算你沒有點蛋糕，是不是也選了甜的咖啡歐蕾或是可可亞呢？努力抗拒甜點卻發胖的人，很有可能是因為甜飲而破功的！

就算是無糖飲料，只要加了牛奶，熱量也會大幅增加。減重過程中，每天能喝的牛奶量大約是120毫升。咖啡店裡的咖啡歐蕾有一半是牛奶，因此，假如喝了兩杯200毫升的咖啡歐蕾，等於就超過一天中可攝取的牛奶量了。

喝太多咖啡或紅茶也會導致水腫（請參考第77頁）。所以我建議你可以改喝焙茶、玄米茶等不含糖或牛奶的飲料喔！

Q18 牛奶、起司都是對身體好的食物，是否吃多了也不會變胖？

A 這些確實是重要的營養來源，但也不能過量喔！

因為哺乳期不能攝取乳製品，所以很多媽媽會在斷奶之後大量享用。不過這可是非常可怕的陷阱！

以下是乳製品的每天建議攝取量，請你從中選一類就好：牛奶120毫升、低脂乳170毫升、澤西牛奶100毫升、固態優格1個、優格飲120毫升、帕瑪森乳酪17公克、奶油乳酪23公克、加工乳酪1片、卡蒙貝爾起司1片。

比方說，當你早上喝了120毫升的牛奶，如果接下來又吃起司或是優格就過量了。吃了焗烤食物或奶油義大利麵之後，那一天就不要再喝牛奶了。另外，奶油和冰淇淋雖然也是乳製品，但是因為奶油含有大量脂肪，因此一般會視作油脂，而冰淇淋則會視作甜點喔！

Q19 是否單純喝黑咖啡就不會變胖了？

A 如果不喝等量的白開水，身體也會水腫喔！

假如沒有加砂糖或是牛奶，咖啡幾乎沒有熱量。不過，你需要特別留意的是咖啡因。因為咖啡因會利尿，如果攝取過多，當水分排出體外後，身體會為了保持水分容易水腫（請參考第77頁），最後反而出現「全身都很瘦但是腳很腫」或是「下半身容易發冷」的狀況。

根據美國衛生及公共福利部（HHS）數據，每天建議的咖啡攝取量是400毫升以內，大約是2~3杯的分量。

當你喝了咖啡，如果沒有補充等量的水分，身體的血液循環會變差，進而導致水腫。因為每天已經有必須攝取的水量，

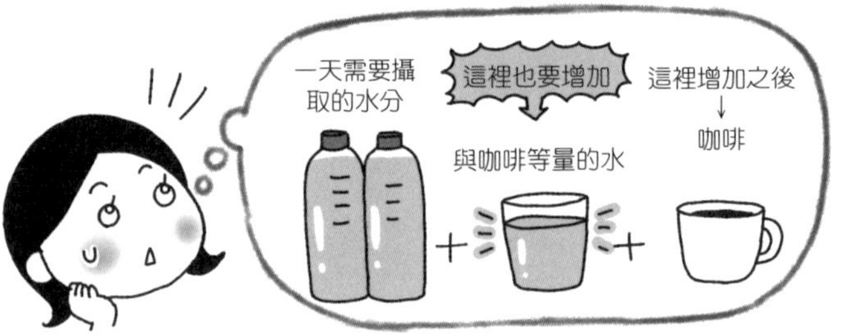

所以最好不要喝太多咖啡喔！除了咖啡，紅茶或綠茶也含有許多咖啡因，假如喝了茶類，也請務必喝下等量的水分。

此外，如果腳踝圍超過22公分，或是按壓小腿肚後、3秒內不會恢復原狀的人，很有可能也有水腫的毛病。能量飲的咖啡因含量出乎意料之多，假如你習慣在疲累的時候喝這類飲料，我建議你最好改變一下。烏龍茶、焙茶、玄米茶等茶飲的咖啡因含量相對較少，不過如果要常常喝，最好還是選擇無咖啡因的南非國寶茶、麥茶、黑豆茶、低咖啡因咖啡等飲品喔！

只要注意攝取量，咖啡不是壞東西。它可以讓你放鬆心情，運動前飲用也會幫助燃燒脂肪。所以喝咖啡的時候，應該要好好運用它的功效，不然就太浪費了。當你在外面喝了咖啡，可以盡量試著從咖啡店走回家，這會幫助你減重喔！

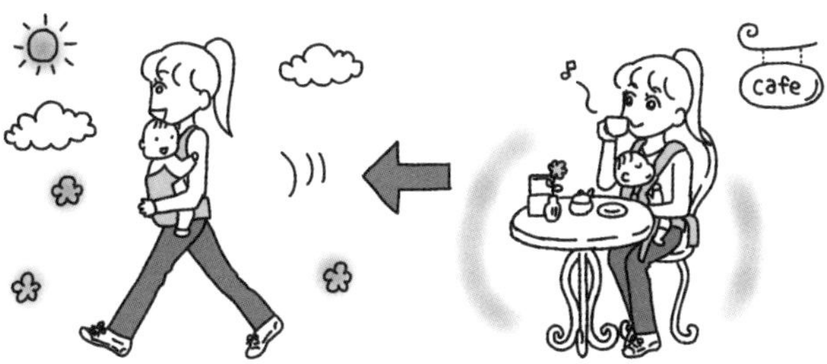

Q20 吃完正餐卻沒有飽足感，不小心吃了點心該怎麼辦？

A 選擇溫熱食物可以提升滿足感喔！

為了先餵孩子吃飯，等到自己要吃時，飯菜都冷掉了。這大概就是媽媽的日常。但是冷飯冷菜的美味程度絕對大減，就算吃了也得不到飽足感。因此很容易在正餐之後又吃零食。帶孩子的媽媽非常忙碌，實在很難每餐都為自己準備熱騰騰的飯菜。假如你也是這種狀況，我希望一天之內，你要有一餐能好好吃一頓溫熱的料理，至少也要喝一碗熱呼呼的湯。如果真的無法達成，喝一杯熱茶也可以。

一天中至少要有享用一頓熱騰騰的餐飲。這不僅是為了減重，也是重要的心靈慰藉。

我有一位媽媽朋友，因為每天吃超市賣的烤地瓜而發胖。但當她開始喝熱湯或熱茶後，想吃烤地瓜的慾望就停止了。其實她不是真的非吃地瓜不可，她只是想吃點溫暖的食物呀！

Part 4

媽媽速瘦指南
餐飲篇

減重的關鍵在於「要吃什麼」和「要怎麼吃」，或者該說「什麼不能吃」。本章將和各位分享瘦身飲食祕訣，以及當你的胃因為懷孕、生產而撐大後，如何讓它恢復原狀。

Q21 怎麼做才瘦得下來？

A 必須把撐大的胃縮小！

在產後減重期間，首先要做的就是把撐大的胃縮小。你之所以會為減重煩惱，應該是因為懷孕到哺乳期間這段獎勵關卡中吃太多了。

如何判斷自己的胃已經撐大了？你可以看看自己在生產完超過一年後，體重是否仍然比懷孕前胖了超過5公斤。一般來說，在產後半年到一年之間，哺乳的次數會下降，體重也會回到懷孕前。假如你的胃已經撐大了，光靠運動減重會很困難。請試著減少飲食分量，把胃縮小吧！要讓胃回到懷孕前的狀態，平均大約需要半年左右的時間。不過，如果一口氣減少食量，反而會因為太過飢餓而造成壓力，甚至暴飲暴食。

我建議你可以試著多吃青菜，用蔬菜增加每一餐的分量。這樣一來，不僅胃會有飽足感，也不容易覺得飢餓。

Q22 如何判斷自己是否吃過量？

A 如果你覺得一份定食吃不飽，那就是過量了！

一般來說，一個人真的很難意識到自己吃過量了。

想要判斷自己是否過量，你可以回想自己在家庭餐廳等地方用餐時，吃完一份定食之後是否還是沒有飽足感？或者，你的食量是否和其他男性相同，甚至還比男性更多？

餐廳裡的定食，一般是以一位成年男性一餐的分量來設計的，因此對女性來說應該會稍多。女性的身高比較矮，肌肉量也較少，如果吃了一份定食還覺得不夠，那麼你的胃很有可能已經被撐大了。

另外一個很好判斷的方式是「你的食量是否比丈夫還大」？我在生了小孩之後，食慾就變得更旺盛，有時候看到丈夫的配菜沒吃完，還會因為怕浪費而吃掉。不知不覺之間，我吃的分量就比丈夫多出1.5倍了。這肯定就是發胖的原因。

Q23 一天要攝取多少卡路里？

A 比起卡路里，營養均衡更重要！

對減重中的女性來說，一天攝取的熱量以一千二百到一千五百卡左右最為理想。不過，減重時絕對不能只看卡路里。如果只考慮卡路里，三餐都吃一份五百卡的蛋糕也行，但這是絕對行不通的。蛋糕大多數都是醣類和油脂，吃了很容易發胖，而且營養不均衡。不管你吃了多少，都不會覺得飽。

但是如果什麼東西都要一一計算熱量，還要考慮營養均衡的話確實很麻煩。因此，你只需要特別留意自己每天是否都吃了「五彩繽紛的餐點」。如果每一餐都有綠色、紅色、白色、黃色、紫色等繽紛的菜色，你攝取的蔬菜量自然而然就會增加。因為蔬菜熱量低，吃很多也不會胖，營養攝取也很充足。另外，蔬菜攝取量可以用一碗飯的分量來計算。如果每一餐都吃這個分量的蔬菜，肚子很快就會飽，醣類和脂肪的攝取量也會減低，你會順利地瘦下來。

Q24 沒空做五彩繽紛的蔬菜料理，可以吃什麼替代？

A 推薦你嘗試食材豐富的蔬菜清湯，非常簡單喔！

我要推薦你試試減重效果非常好的蔬菜清湯（請參考第4頁）。做法非常簡單，只要挑出幾種冰箱裡的蔬菜，大致切一切再燉煮就可以了。調味的話，可以選用味噌、高湯或是中華料理式調味，只要是你喜歡的都可以。為了多吃一點蔬菜，這道料理的重點就是「食材要比湯更多」。我都會烹煮一道含有8~9種蔬菜再加一種蛋白質的湯品。我經常使用的食材有紅色、黃色的彩椒，還有紅蘿蔔、白蘿蔔、菠菜、小松菜、蕪菁、蔥、洋蔥、牛蒡、秋葵，以及姬菇、杏鮑菇、香菇等菇類。

也可以使用超市販售的冷凍蔬菜，或將沒用完的生菜切好，先冷凍起來也可以。每天早上喝一碗，或是在肚子微餓時喝一點湯，就可以減少白飯攝取量減少，幫助你瘦下來。

Q25 用餐時要先吃什麼，才能幫助瘦身？

A 先從纖維質開始吃吧！

當眼前有白飯、配菜、湯等各式各樣的食物時，只要留意享用每一道菜的順序，就會幫助減重。那麼，正確的順序是什麼呢？首先你該吃蔬菜、海藻、菇類等纖維質。如果先吃醣類，血糖會急速上升，就算吃飽飯，也會很快就覺得餓。如果你可以先吃纖維質，血糖會緩慢上升，這樣就能抑制暴飲暴食。

因此，我建議你要先把所有的纖維質吃完，接下來再吃白飯和含有蛋白質的配菜。比方說，如果有一小碟青菜，應該要先把青菜吃完，再接著吃白飯和肉類、魚類等主食。這樣一來，你的肚子會先被蔬菜填滿，有時候甚至不用吃白飯或配菜就有飽足感了。

此外，纖維質分量最好是一碗味噌湯的量。如果是沙拉，大約抓在可以堆滿一碗湯碗的分量。

Q26 不太喜歡吃蔬菜，可以如何讓蔬菜變好吃？

A 你可以挑選自己喜歡的沙拉醬喔！

吃沙拉的時候，比起芝麻醬、凱薩沙拉醬或是美乃滋，無油沙拉醬等低卡路里醬料確實比較能幫助減重。不過，如果你是不愛吃蔬菜的人，其實可以先把熱量放一邊，先選用你喜歡的沙拉醬或調味料，搭配沙拉享用。

我自己也是不愛吃蔬菜的人，但是為了要讓撐大的胃恢復原狀，一定得要多吃蔬菜。因此我會挑選高熱量的沙拉醬，或是在百貨公司地下街選購稍微高級一點的沙拉醬，盡量讓蔬菜變得好吃一點。後來，我果然就開始喜歡吃蔬菜了。不過，如果把美乃滋或是沙拉醬直接淋在蔬菜上，分量也會過多。因此我建議你將沙拉醬倒入小碟子裡，再用蔬菜沾著吃，這樣就可以避免攝取不必要的熱量了。

Q27 只要熱量攝取少，就會變瘦嗎？

A 雖然會瘦，但是人也會老化喔！

「只要減少熱量攝取，人就會瘦下來。」以結果來說確實是這樣。人類就算什麼都不做，也會因為維持生命所需的「基礎代謝」而消耗熱量。因此極端一點來說，如果你每天只吃100卡，體重就會跟著降下來。但是很遺憾的是，這麼做並不能讓你漂亮地瘦下來。反而會因為營養攝取不足，導致身體老化。

一個人如果沒有攝取足夠的熱量（最少也要一千二百卡左右），人體會出現「糖質新生」現象，也就是自動分解體內的蛋白質以產生能量。在這種狀況下，因為肌肉量減少，所以皮膚會鬆弛並產生皺紋。此外，頭髮會變得乾燥毛躁，還有很多人會大量掉髮，甚至禿頭。曾有一位女性因為飲食激烈減量而瘦下來，但是她後悔地跟我說：「我雖然瘦了，卻被人問說『你怎麼臉都凹下來了，身體還好嗎？』」既然都努力減重了，假如沒有因此過得更開心，那就太可惜了。因此，好好吃飯、好好享瘦是非常重要的喔！

Q28 減重過程中，是不是最好不要吃醣類？

A 每餐請吃0.3杯米就好，麵包和麵條最好別吃！

現在很流行不吃醣類的減重法，很多人會認為，如果不吃米飯這類醣類就會瘦下來。不過，就算不吃醣類，肚子餓的時候也可能會大吃其他的東西。因此我認為，每天三餐如果能適量攝取醣類，減重會比較容易成功。但是以醣類來說，如果要吃的話最好還是選擇米飯。

煮飯時會需要加入水分，而製作麵包和麵食時一定會加入鹽和奶油等油脂，反而會攝取不必要的熱量。此外，麵包和麵食的飽足感也比不上米飯。米飯每次的攝取量大約是0.3杯。1杯米大約350公克，因此每餐的米飯攝取量大約就是120公克（200卡）。以一般電鍋來說，一次最少要煮1杯米。以前我也會因為不想有剩飯，因此把所有的米飯都吃光。但因如此胃越撐越大。我建議你沒吃完的米飯就用保鮮膜包起來放入冷凍庫，這樣就可以防止過量了。

Q29 吃多少紅肉都不會胖嗎？

A 每餐攝取的蛋白質是一個拳頭分量（生食狀態）

受到斷醣減重法的影響，很多人會認為紅肉就算吃得再多也不會胖。但這是非常嚴重的誤解。不管是多優質的蛋白質，只要過量，都會因為熱量過多而發胖。每餐中，蛋白質攝取量大約是生食狀態裡一個拳頭大小的分量，超過就太多了。此外，每餐攝取的蛋白質最好是來自不同種類的食物。這一點也非常重要。

也就是說，最好不要三餐都吃肉類。我建議早餐可以吃納豆、豆腐等大豆類製品，中午吃魚，晚餐吃肉等，也就是三餐以「肉、魚、大豆、蛋」來輪流享用。如果沒空料理魚，其實也不需要用烤、煮等費工的方式，選用鮪魚罐頭、鮭魚鬆、鯖魚罐頭等也可以。避免蛋白質攝取過量的方法就是和蔬菜一起享用。以蔬菜搭配蛋白質食用時，因為蔬菜的卡路里比較低，自然而然能夠掌握熱量。例如以蔬菜肉捲或蔬菜拌炒肉等方式料理，就算蛋白質量不多，也能獲得飽足感。

Q30 減重時要避開哪些食物呢？

A 牛奶色的食物都非常危險！

如果想要瘦下來，最好不要吃以下這些食物。

第一是「牛奶色的食物」，例如燉菜、焗烤、凱薩沙拉醬等含有起司或牛奶的乳色食物。這類食物還有大量高脂肪的乳製品，因此熱量非常高。如果要吃義大利麵，請記得選用番茄底的海鮮義大利麵，而非含有滿滿起司、奶油的奶油培根義大利麵。第二是「魚肉香腸或魚漿製品」，這類食品裡面用了許多小麥粉等麩質，因此糖分很高。

第三是「香腸、火腿、肉丸等加工肉製品」，雖然孩子們很愛吃，但是這類食品裡的脂肪比蛋白質還高，因此也要特別留意。第四是「馬鈴薯等根莖類或南瓜」，這些食材雖然是蔬菜，但是含有滿滿的糖分，減重中務必避免食用。例如馬鈴薯沙拉雖然是「沙拉」，但卻是牛奶色再加上根莖類，因此熱量非常高喔！

Q31 吃很多蔬菜卻瘦不下來，怎麼辦？

A 咖哩不是蔬菜料理喔！

雖然蔬菜熱量很低也很健康，但你是否加了奶油燉煮、製作成咖哩或燉菜，或是灑了大量的起司呢？這種料理方式會添加額外的乳脂肪或油脂，吃了很容易發胖。你可以改以第4頁介紹的蔬菜清湯方式燉煮，或是用烤、蒸等簡單的調理方式，避免攝取多餘的熱量。

選擇什麼樣的蔬菜也是一大重點。馬鈴薯、蓮藕、地瓜、芋頭等芋類或根莖類含有大量糖分，吃太多容易變胖。一般來說，這類蔬菜常常會放入咖哩或燉菜裡，因此要特別注意。如果將燉菜裡的芋頭或根莖類調成甜味，熱量也會變高喔！

千萬別以為只要是蔬菜就沒關係，請你還是選用綠色的菠菜、小松菜等，以及黃、紅色的紅椒和番茄，製作成五彩繽紛的料理比較好喔！

Q32 哪類食物最好每天都要吃？

A 我每天都會吃綠色蔬菜、菇類和海藻！

綠色蔬菜、菇類和海藻是減重媽媽每天都要吃的食材。綠色蔬菜指的是菠菜、小松菜、青江菜等綠色的葉菜類，這些蔬菜不僅熱量低，也有豐富的膳食纖維，非常適合減重時享用。菇類也有豐富的膳食纖維，能夠幫助排便，不僅對於消除小腹很有效，還會幫助體內脂肪更容易分解。

海藻的話有鹿尾菜、海帶芽、紫菜、海蘊等，挑選自己喜歡的就可以了。海藻不僅含有豐富的礦物質，也有水溶性膳食纖維，因此可以抑制血糖急速上升，也會讓你不容易感到飢餓。此外，海藻中的褐藻糖膠可以活化免疫細胞，還能改善體內代謝。至於每次食用的分量，以綠色葉菜來說，一個人的分量是二分之一把菠菜。假如是菇類，則是單手能盛放的分量。海藻的話則是一包左右的海蘊。這三類食材都可以每一餐享用，不過最好每次選擇不同種類喔！

Q33 吃了很多還是覺得餓，我該怎麼辦？❶

A 如果充分攝取蛋白質，應該會有幫助！

剛才明明就吃過飯，肚子卻還覺得餓。這種時候，可以思考看看以下三大原因：營養不夠、水分攝取不夠、睡眠不足。以女性來說，最大的原因可能是營養不足，特別是蛋白質攝取不足。

看看便利商店或速食店的食物應該就很容易明白，比方說便當、甜食麵包、飯糰、拉麵、烏龍麵、蕎麥麵等這類以糖分為主的食品到處都看得到。不過，純粹飽含蛋白質的食物卻沒那麼容易吃到。例如炸雞塊裡面的雞肉雖然是蛋白質，但是外面包裹了小麥粉，而且還經過油炸，因此吃炸雞塊的同時也會攝取脂肪和醣類。

女性每餐所需的蛋白質攝取量大約是一個拳頭大小，如果分量不足，大腦會發出飢餓的訊號，因此會讓你覺得餓。如果你是因為蛋白質不夠而肚子餓，可以吃一顆水煮蛋試試看喔！

Q34 吃了很多還是覺得餓，我該怎麼辦？②

A 建議你養成確認每餐攝取哪些營養素的習慣！

如果你吃了蛋白質，肚子卻依然覺得餓，很有可能是缺少了蔬菜、菇類、海藻其中一項食物。「每天光吃泡麵的人，最後會因為營養不均衡而生病。」應該很多人都聽過這個說法吧！這類型的人雖然有攝取醣類或脂肪，但是維持生命所需的蛋白質、蔬菜、菇類、海藻等營養素攝取量不足，因此營養失衡了。說到營養失衡，很容易會聯想到「什麼都不吃的人」，但其實如果你有吃飯和攝取熱量，卻沒有攝取營養素，最後還是會生病。

假如你的海藻類吃得不夠，只要吃一包海蘊，應該就能馬上抑制飢餓感了。當你覺得自己明明就吃過飯，卻還是沒有飽足感時，可以思考一下自己缺少什麼營養素。希望你可以養成這個習慣。如果飲水量不足，可以參考第77頁，睡眠不足就請參考第95頁。

Q35 一定只能吃好的食材，才能控制體重嗎？

A 請挑選可以每天無痛烹煮的食材吧！

有機食材或是不含農藥的蔬菜等優良食材，對身體確實很好。不過，更重要的是你是否可以每天無痛食用。不管是多好的無農藥食材，如果每個月只吃一次也沒有太大意義。相較之下，每天可以好好吃一盤便利商店賣的沙拉，對你的減重會更有幫助。這個概念不僅限於食物，減重過程也是一樣。在我做減重教學時，有些特別執著的人會說：「就算我忙到沒時間做菜，也不想吃便利商店賣的蔬菜。」這種人特別難瘦下來。如果在生活條件或環境不完美的狀況下就無法減重，那麼等到生產後，屬於你自己的時間會變得更少，也就更難減重了吧！

當然你也可以試試看較難料理的食材，或是市面上正在流行、難度較高的運動方式，不過，這些方法都比較難長期持續。相對來說，找到簡單、不太需要花錢和耗費時間，又能在不過分勉強自己的狀況下持續做的減重方法就更重要了。

Q36 吃掉孩子沒吃完的食物變胖了，該怎麼辦？

A 可以將食物冷凍或做成其他的點心喔！

「孩子沒吃完的食物，乾脆自己吃掉吧！」這是媽媽最常遇到的發胖陷阱。我很能理解媽媽這種不想浪費食物的心情，但是如果把孩子沒吃完的食物吃掉，絕對會讓你變胖。而且，如果都要發胖了，至少也是因為吃了自己喜歡的食物吧！因為「怕浪費」而發胖，不是太可悲了嗎？

為了避免自己「因為不想浪費而吃」，你可以定下一個規矩，那就是孩子沒吃完的食物就放入冷凍庫。小孩的心情多變，隔了一段時間後，說不定又會喜歡吃了。如果你擅長搭配食材，也可以把它做成別種料理。比方說，烤地瓜可以做成濃湯或甜烤地瓜，加入片栗粉就可以做成地瓜麻糬。如果是豆腐，加入糯米粉就可以做成白湯圓。只要在網路上搜尋食譜，就可以得到很多靈感，請務必嘗試看看。

Q37 帶孩子在餐廳吃飯時，應該如何點餐？

A 不要再點兩人份的餐點了！

在餐廳用餐時，從一個小地方可以看出苗條媽媽和發胖媽媽的差別，那就是「會不會點兩人份餐點，一份自己吃，另一份給孩子吃」。如果幫孩子點了一人份的餐點，小孩一定吃不完，剩下的通常被媽媽吃掉。我當初也是因為不想浪費，所以吃了兒子剩下的餐點而發胖。

為了不因此變胖，當你在餐廳用餐時，請你只要點一人份的食物就好，你可以從一人份的餐點裡另外分出一些給孩子吃。容易掉入發胖陷阱的人會因為擔心分量不夠，一開始就點得比較多。但是苗條媽媽卻會選擇先點少量餐點。如果你想要減重，祕訣就是不要一開始就點太多分量，先點少一些，不夠的話再加點就好了。

Q38 不想浪費吃了剩菜而發胖，該怎麼辦？

A 調整做菜方式，避免煮過量！

媽媽減重的第一守則就是不要煮太多飯菜。很多媽媽會因為不想浪費買菜錢，而把剩下的飯菜通通吃完。如果你無論如何就是會做太多飯菜，那麼我建議你可以調整一下使用調味料的方式。以高湯來說，如果使用塊狀的高湯塊，很容易會做太多。做咖哩時，如果使用咖哩塊也會有同樣的結果。

因此，我建議你不要使用塊狀，而是選用粉狀調味料。以高湯來說，高湯粉比較方便調整分量，就算一次只要做一些些也可以。至於咖哩或是燉菜醬料，如果一次做了太多，可以放入冰箱冷凍，這樣也不浪費食物。做孩子的餐點時，要是用一般的鍋子烹煮，很容易會過量，最後又是媽媽自己吃完。推薦你可以使用醬汁鍋製作孩子的餐食（請參考第6頁），這樣一來，要煮湯給孩子喝時，就不會剩下太多，你也不會因為怕浪費而勉強吃完。

Q39 便利商店有哪些食品可以吃呢？

A 盡量避開義大利麵之類的食物！

沒空做菜時，便利商店就顯得非常重要。只要稍微用心挑選，就算便利商店賣的食品也會是你減重的好幫手喔！首先請你一定要避開親子丼、豬排丼和義大利麵等品項。便利商店的丼飯是以男性消費者為客群製作，因此白飯的分量很多。就算是中華丼這種放了很多蔬菜、看似對身體很好的餐點，白飯分量也很多，很容易醣類超標。

此外，山藥蕎麥麵這種看起來很健康的餐點，其實也是由「山藥（醣類）和蕎麥麵（醣類）」組成，營養成份不足，吃完很容易肚子餓。所以千萬別被看似健康的餐點給矇騙了。我建議不要只買一個便當了事，而是分別選購醣類、蔬菜、蛋白質的餐點。比方說像飯糰（醣類）、沙拉（蔬菜）配水煮蛋或雞肉沙拉（蛋白質）的組合就很棒。此外，冷凍區販售的鍋燒烏龍麵裡面有蔬菜和肉類，也是營養均衡的選擇。

Q40 因為忙碌沒時間煮飯，所以常選擇方便但高熱量的丼飯來吃，該怎麼辦？

A 你可以分成幾次、以「定食」方式吃完！

忙碌的時候，媽媽很容易會挑選丼飯、麵類或麵包等可以快速吃完的食物。雖然想要好好吃一頓營養均衡的餐點，但是帶小孩的媽媽很難有時間可以放鬆享用。

如果你也是這樣的人，我建議你可以把一餐飯分成多次，慢慢吃完。

比方說，假如你很難撥時間享用包含涼拌菜、納豆、味噌湯、白飯這樣的日式定食，只要運用空檔，每次只吃一點點，效果就跟吃定食一樣。

當你無論如何非得吃丼飯的時候，請留意白飯的量。每餐就吃一碗飯的分量就好。

假如要吃麵包，也請避開甜的麵包。這類麵包醣類過量，會造成營養不均衡。你可以在吐司上加荷包蛋或是鮪魚，增加蛋白質攝取量。等到孩子睡覺之後，再吃一些沙拉或喝蔬菜汁。雖然多花了一點時間，但也要補充足夠的營養喔！

Q41 外食時該選擇什麼樣的餐點呢？

A 魚類定食是最佳選擇！

因為店裡空間不夠，拉麵店和丼飯專賣店對推嬰兒車的媽媽來說是很遙遠的地方，因此最常去的應該還是家庭餐廳或是親子餐廳了。在這類餐廳，只要好好挑選餐點，你也會瘦下來喔！

在外用餐時，我會挑選魚類料理。魚類定食的主食是魚，另外再加上白飯、味噌湯和配菜，這類定食是最佳選擇。

為什麼以魚為主食呢？因為大多數魚肉的熱量比一般肉類更低。此外，因為煮魚需要時間，很多男性都比較喜歡肉類，所以大家平常在家比較難吃到魚。如果不刻意挑選魚類，一般比較難吃到。假如一定得吃肉，我建議你挑選牛排、烤雞肉串等調味簡單的菜色。如果要在麵包和白飯中挑選，記得要選比較有飽足感的白飯。焗飯或焗烤類的牛奶色食物偶爾吃吃沒關係，但是減重時，原則上最好不要吃！

Q42 我很容易水腫，是不是盡量少喝水比較好？

A 就是因為水分不夠才會水腫喔！

很多容易水腫的人會盡量不喝水，但這可是大錯特錯。有句話說「喝水也會胖」，可是人其實不會因為喝水而發胖。攝取水分可以讓淋巴和血管通暢，也會舒緩便祕症狀。愛喝咖啡和紅茶的人需要特別注意，這些飲料裡的咖啡因有利尿作用，會將水分排出體外。這時，身體會為了儲存水分產生水腫現象。為了防止水腫，好好補充流失的水分就顯得特別重要。

一個人每天需要攝取的水分是「體重×30毫升」。如果是50公斤的人，就是50公斤乘以30毫升，也就是需要喝1.5公升的水。這裡指的水分不是咖啡和紅茶，而是白開水、麥茶、南非國寶茶、氣泡水等不含咖啡因、不含熱量的飲料。不過，一口氣喝大量的水分，腸胃也會無法好好吸收，因此建議你最好每次大概喝50到100毫升就好喔！

Q43 很注意飲食了，為什麼還是發胖？

A 試著把一整天吃的食物拍下來吧！

「我明明就很注意每天的飲食，為什麼還是瘦不下來？」如果你也有這種困擾，可以試著把一整天吃的東西拍下來檢視看看。最理想的方式是在吃下肚前先拍照，如果吃之前忘記拍，也可以拍下食物的包裝。飲料也要記得拍攝喔！

只要回過頭看照片，就可以知道自己吃了什麼、吃了多少，就能找出發胖的原因。

出乎意料的是，人很容易忘記自己吃過什麼。很多人會說自己「明明什麼都沒吃」，其實只是自己忘記了。有些時候是不知不覺之間吃了食物，有時候是某一餐的分量吃得特別多。如果每天睡前檢視照片，應該會因為自己的食量大吃一驚。

Part 5

媽媽速瘦指南 生活篇

本章將介紹日常生活中有助於減重的小祕訣，包含幫助減重的生活習慣、必須特別留意的小地方，以及如何防止因育兒壓力造成的報復性飲食等。請務必參考看看！

Q44 如果想要改變生活習慣，該從哪裡開始呢？

A 試著每天量一次體重吧！

育兒中的媽媽如果想要減重，首先請你一定要每天量一次體重。

事實上，越是發胖的人越不會做這件事！我變胖的時候，也會因為不想知道自己真正的體重，總是避免站上體重計。

如果不量體重就開始減重計畫，就跟「不知道考試範圍就開始準備考試」一樣，根本不知道該怎麼應對。也許你會認為「就算每天量體重也不會變瘦」，但是，透過每天掌握體重，你也不會過度發胖。「之前是不是不該吃那個食物？」「今天有運動所以瘦了一點」每天觀察自己的體重變化，就會知道自己做對了什麼。

有時候會因為太忙而忘記量體重，因此我把體重計放在廁所裡，只要上完廁所就會量一下。

Q45 如何才能快點瘦下來？

A 太勉強自己反而會失敗喔！

「為了趕快瘦下來，所以我一直想運動。但是因為沒時間運動，反而焦慮大吃」因為非常努力減重而心情焦躁，最後反而大吃特吃，減重中的媽媽常跟我訴說這樣的苦惱。因此，我想強調的是「不要過分努力減重」這件事。太過努力會造成反效果，身體也是如此。每個月的最佳減重範圍是體重的5％，如果超過5％，身體構造會產生危機感，反而會讓你更難減重。因此最好不要超過這個減重範圍。

我不建議你使用快速有效但卻過分辛苦、會讓自己痛苦的減重方式。我曾經採用不擅長的慢跑來減重，但是不到一週就放棄了。

如果你只是想要短期減重，那倒是沒關係。但假如你想要長期維持苗條體態，請採行不過分勉強自己的方式吧！

Q46 減重成果不如預期，心情焦躁該怎麼辦？

A 完美主義並不利於減重喔！

越是認真的人，越容易要求自己完美達成育兒、家務和減重的目標。其實這可是危險的陷阱喔！育兒中的媽媽缺少自己的時間，因此絕對無法以減重為第一優先。就算給自己定下「每天走3公里」、「上健身房」等目標也難以達成，最後反而讓自己焦慮不安。

以運動為主的減重方法需要完整的時間和適當環境，對育兒中的媽媽來說非常不切實際。身為媽媽，如果想要減重，最好一開始就想通自己無法做到完美，不要過分勉強自己。如果無法兼顧家務，那就放下吧！

當我覺得疲憊時，也會去自己喜歡的食堂購買以蔬菜為主的配菜。不僅健康、美味又方便，自己也輕鬆愉快。累積焦慮感並不利於減重。可以放鬆的時候就好好放鬆，這也是減重的一種方式喔！

Q47 我因為一些小事就焦慮，然後亂吃一通該怎麼辦？

A 如果攝取過多糖分就需要控制一下喔！

育兒過程中，媽媽很容易焦慮。不過如果你會因為一些非常小的事情焦躁，問題很有可能出在你的飲食方式喔！

我曾經有一位很愛吃甜食的學生。當時，我詢問她體重突然飆高的原因，她竟然告訴我：「因為朝著我走來的人戴了太陽眼鏡，反射光太刺眼了，所以才暴飲暴食。」我提醒她，她並不是因為太陽眼鏡而焦慮，是因為吃了過多甜食而焦慮。

常吃甜食的人，血糖容易忽高忽低。當你的血糖不穩，很容易會因為焦慮，不得不再吃甜食，於是陷入惡性循環。就算吃了甜食，也無法幫你紓解育兒壓力。如果不尋找真正的壓力來源，或是找出吃甜食以外的紓壓方式，你就會一直陷在惡性循環之中。

因為糖分而情緒不穩定的人，只要調整好均衡飲食，就可以恢復原本平穩的性格。建議你嘗試看看喔！

Q48 如果孩子不聽話，我就會因為焦慮而亂吃，該怎麼辦？

A 把孩子的搗蛋視為你的減重機會吧！

孩子絕不會乖乖聽媽媽的話。不管你如何管教叮嚀，孩子還是會到處亂跑、把家裡搞得亂七八糟。就算小孩非常可愛，每個媽媽一定都是焦慮又煩躁。我也曾經因為孩子不聽話而焦慮亂吃。不過，當我開始減重之後，我便嘗試調整自己的想法，把孩子的搗蛋當成自己的減重機會。

我兒子也非常調皮搗蛋。我為了透氣將床墊立起來時，兒子就會馬上把床墊翻倒，還覺得這樣很好玩。假如是以前的我，一定會馬上生氣大吼。不過，後來我嘗試改變想法，把這當成是運動筋骨的機會。兒子把床墊弄倒，我就把它扶起來，兒子玩得很開心，對我來說也是練習深蹲的機會。因為這樣，我也不再生氣了。

Q49 總是因為壓力太大而大吃，該怎麼辦？

A 看看動物的影片來紓壓吧！

育兒時的減重關鍵就是避免因為焦慮而大吃大喝。因此，如何在缺乏時間的狀況下，找到紓壓方法就特別重要。本篇將介紹兩個我實踐過的紓壓方式，不僅簡單又不花錢喔！只要看了小貓小狗等可愛動物影片，就會覺得療癒，也能紓解心中的焦躁。此外，你也可以觀賞任何可以讓你放鬆的影片，不管是搞笑影片，或是木柴焚燒的影片等，只要你喜歡的就可以喔！

也可嘗試把自己的心情寫在紙上。透過書寫來整理心情，會讓你感到特別輕鬆喔！

Q50 我找不到除了吃之外的舒壓方法，該怎麼辦？

A 試著發掘讓你熱衷的創作活動吧！

如果你覺得自己除了「吃」以外，沒有其他的樂趣。我建議你可以嘗試創作。

我自己就沈迷於手作，喜歡縫製孩子的衣服或是圍兜。因為集中精神手作，因此不會想到吃東西。也因為專心手作，而消解了壓力。此外，孩子也會喜歡我做的新衣或是小玩偶，百利而無一害。

如果你不擅長手作，也可以嘗試畫畫、攝影或是寫日記。思考一下自己過去學過的才藝，或許可以找到靈感喔！

以自己的焦慮為題材，在社群媒體上發表創作也不錯。很多媽媽因為在社群平台上發布漫畫，或在部落格裡發表日記而受到大眾關注。我認為這就是將育兒焦慮昇華為創作梗的成功案例。不論是什麼形式的創作都可以，只要集中精神做一件事，不但可以幫你紓壓，也會減少吃零食的機會喔！

Q51 育兒壓力太大，實在沒心情減重，該怎麼辦？

A 善用社區專線，說出你的不滿吧！

育兒會讓媽媽累積很多壓力。不過，像是「總覺得只有自己在努力」、「老公完全不肯幫忙」等煩惱，確實不方便向家人或朋友說。老是抱怨育兒壓力，對方也會漸漸覺得痛苦。這種無法對人訴說的孤獨感，很容易讓媽媽開始大吃大喝。

這種時候，我常運用的是每個縣市都有的電話暢談專線。在電話中，不管是什麼樣的家庭煩惱，都可以用匿名的方式說出來。產後憂鬱期時，我每天都會打電話進去，說出自己無法對朋友或家人分享的苦惱。

正因為對方是完全不認識的人，所以可以放心說出心裡話，讓人心情舒暢。透過電話，可以讓自己紓壓，避免暴飲暴食。而且當你在講電話的時候，也不會吃東西喔！

不管是對於心靈或是減重來說，電話專線都幫了我非常大的忙。

Q52 看到比自己還胖的人，就會因為安心而過度放鬆，怎麼辦？

A 回娘家看一下兄弟姐妹的反應吧！

雖然知道自己胖了，但有時候就是不想面對事實。發胖的人常常會下意識地找尋比自己還胖的對象，透過這個舉動讓自己安心。看到比自己還胖的媽媽，就會覺得「跟這個人相比，我還好嘛！」但是這樣一來，你會永遠瘦不下來喔！如果你是對肥胖有自覺的人，建議你定期回娘家，看看父母和兄弟姐妹的真實反應。

隔了一段時間沒見的家人，對於你的體態變化會更敏感。不像丈夫因為每天都看到你，不容易發現你的變化。而朋友們就算發現你變胖了，也會因為不想傷害你而什麼都不說。不過，家人絕對不會說場面話，只會直接告訴你：你胖了！

以前我也會因為看到比自己還胖的人，就覺得自己狀態還好。不過有一次，妹妹看著我說：「你變成超級大胖子欸！」，因此再度燃起我的減肥鬥志。雖然直接的言語很傷人，但是也可以成為你的減重契機喔！

Q53 因為提醒自己不能亂吃，反而吃得更多該怎麼辦？

A 減少進食的時間很重要，快出去走走吧！

雖然很突兀，但請你想像一下自己被告知「不能去廁所」時會怎麼樣。是不是反而更想去了呢？減重也是一樣，越想著「現在不能吃東西」，反而會更想大吃。因為當你被禁止進食後，念頭更是放在食物上了。某次，我在親子館看到一群苗條媽媽。這些媽媽每天為自己安排了很多活動，總是很忙碌。我突然明白：「原來如此！這些媽媽每天都過得很充實，所以只要讓自己忽略進食這件事，就會瘦下來呀！」

從此開始，我安排了很多可以跟孩子一起出門的活動，也培養一些新的興趣，沒想到一口氣瘦了將近10公斤！此外，因為每天很充實，想到食物的時間也急遽下降。我應該就是從那時開啟了瘦身的良性循環。不要每天勉強自己，硬是告訴自己不能吃東西，而是增加「思考食物以外事物」的時間。

Q54 因為有孩子無法外出該怎麼辦？

A 帶孩子去親子館或是圖書館吧！

也許你會覺得，帶著孩子的媽媽沒辦法為了減重外出。不過，只要稍微轉個彎思考，找出「可以帶孩子去的地方」，像是親子館、圖書館等就可以囉！其實能夠帶孩子一起去的地方出乎意料地多喔！當然我常遇到這樣的狀況：明明決定好今天要帶孩子去親子館，但想想覺得好麻煩，所以乾脆不去了。

因此我建議，你可以安排一些不容易隨便取消的活動。親子館或圖書館會定期規劃一些為孩子設計的活動，如果事前報名好，你就會告訴自己：「已經報名了，所以非去不可」。只要做好外出的心理準備，你的行動也會大幅改變。以我來說，以前上網時總是搜尋食物資訊，現在則是在社區官網搜尋活動資訊。參加這些活動後，孩子不僅可以交到朋友，也會因為白天大量消耗體力、晚上睡得更好。而你也可以透過活動認識新的朋友，讓人際網路更廣，減少依賴食物的時間喔！

Q55 電車、巴士空間狹窄，不方便帶小孩出門，所以變得不常出門運動該怎麼辦？

A 建議你挑選「努力一下就走得到」的地方喔！

只要外出活動，你就會減少吃零食的機會，直接消除發胖的重要原因。因此，我希望你可以撥出時間多多外出。

不過媽媽最擔心的或許就是交通方式了。推著嬰兒車或抱著孩子搭擁擠的電車和公車，難度實在是太高了。不只是搭車的時候不方便，要是孩子哭了，又會被旁人抱怨。想到這些總是讓媽媽膽戰心驚吧！

以我來說，我是以「不搭大眾運輸工具」為前提，從家裡走路到附近的親子館和公園。有時候甚至會走大約5～6公里，以山手線車站距離來說大概就是2到3站。只要不搭巴士和電車，就可以減輕搭乘大眾運輸工具時的壓力，而且，多走路對於減重也非常有幫助！我建議你平常就可以多多搜尋住家附近、步行就可以到的地方喔！關鍵在於盡量去「走路可以抵達、離家稍遠」的地方。

Q56 我實在沒空外出走路怎麼辦？

A 抱著孩子走路也會瘦下來喔！

育兒中的媽媽很難隨心所欲外出走路運動。不過，只要稍微下一點工夫，和孩子一起散步也會有不錯的瘦身效果。

在孩子六個月到一歲大之間，我建議你可以採取抱著孩子走路的方式來運動。在那個階段，孩子的體重大概是10公斤，重量剛剛好，比起一個人走路更能消耗卡路里。

此外，抱著孩子走路的步數大約可以抓在一週五天、每天八千步。如果有一天沒辦法運動，可以把運動量挪到其他日子，或是運用樓梯來運動。

如果有推嬰兒車，建議你使用反手抓握的方式。這可以鍛鍊你的上臂肌肉，讓手臂更細。你還可以想像自己直線走在平衡木上，這樣就可以鍛鍊到你的大腿內側肌肉，讓腿部線條更美喔！（請參考第112頁）

Q57 每天以車代步，很少有機會運動怎麼辦？

A 盡量把車停遠一點吧！

住在都市中心的媽媽們，如果只是要短暫外出購物或是去公園，多半會選擇走路去。不過如果是住在郊區的媽媽，基本上都是以車代步吧！這樣應該很難有機會外出走路。但是越是住在郊區，越是要讓自己養成走路的習慣，不然你會在不知不覺中發胖喔！

就算每天開車，只要特別留意，還是有機會多走路。比方說要在停車場停車時，你可以盡量把車停在離建築物最遠的地方，拉長步行距離。因為郊區的百貨公司或是超市的停車場很寬闊，只要把車停在最角落，再從停車的地方走去建築物，這樣也是一種運動。此外，因為建築物很大一棟，在裡面抱著孩子或是推嬰兒車四處逛，也會消耗很多熱量喔！另外，我也建議你盡量不要使用建築物裡的電梯或手扶梯，而是選擇走樓梯，透過這些小地方增加運動機率。

Q58 有沒有什麼抑制食慾的祕訣呢？

A 孩子睡著後的1～2小時內就去睡覺吧！

抑制食慾最重要的一件事就是早睡早起。應該很多媽媽早就習慣早睡早起了，事實上，這對於抑制食慾非常有幫助喔！早晨曬了陽光，會讓你的生理時鐘重新啟動，身體變得有活力，也會消耗卡路里。因此，你的生理時鐘最好可以跟孩子一起睡覺、一起起床。當你早睡早起後，進食頻率會變得規律，因此也可以改善便祕的情況。

話雖這麼說，應該也有很多媽媽會因為白天缺乏自己的時間，總覺得「孩子睡了之後就是『自己的時間』」，因此習慣熬夜。雖然自己的時間很重要，但是如果想要變瘦，就不能睡眠不足。因此我建議你要在孩子睡著之後的1～2小時之內就寢。如果熬夜到太晚，你可是會復胖喔！

Q59 就算飲食均衡，肚子還是容易餓該怎麼辦？

A 你可能是睡眠不足喔！

如果前一個晚上沒有睡好，大腦會想要多攝取糖分作為能量來源，因此會讓你非常想吃甜食。此外，睡眠不足會讓你在睡眠期間分泌的生長激素變少。而生長激素不僅會消耗體內的中性脂肪，也會幫助修復肌肉和皮膚，是非常重要的激素。我曾因為孩子夜啼而不斷醒來，那時我的皮膚和頭髮都變得粗糙，食慾也變強。

我所做的第一件事就是說服丈夫。我坦白地跟他說：「如果我再繼續睡眠不足，就會變得越來越胖，而且產後憂鬱也無法改善。因此請你幫忙我吧！」男性是講求邏輯的生物，只要好好跟他們說道理，應該就會理解了。後來，當我把孩子哄睡之後，就到別的房間睡覺，晚上由丈夫來照顧孩子。這個改變讓我成功克服了深夜暴飲暴食的狀況。

Q60 為了紓解育兒壓力，好想出門玩該怎麼辦？

A 睡覺更能幫你紓壓喔！

大多數的媽媽都是全家最早起床、最晚睡覺的人。我也是在生產之後才發現，就算成了媽媽，我也不會變成女超人。我還是原本的自己，以原本的肉身為了全家人努力付出，努力改變自己的生活方式。因為如此，我有時候也會達到體力負荷極限。如果你覺得焦慮，並且發現自己焦慮的原因是睡眠不足。那麼，比起托嬰、出去逛逛紓壓，不如好好睡一覺。睡眠不足會讓你心情煩躁，也是減重的頭號敵人（請參考第95頁）。睡覺可以舒緩大腦和身體的疲憊感，更能幫你紓壓，對於減重也很有幫助。

一天的睡眠時間至少要有6小時，就算是分段睡眠也可以，當然最理想的狀況則是睡滿7小時。假如週間生活忙碌難以達成，至少假日時，可以請丈夫、雙親或是托兒所幫忙，讓你有充裕的時間睡個好覺。

Q61 睡眠時間永遠不夠該怎麼辦？

A 善用各式家電，確保睡眠充足！

如果不好好休息，疲勞會逐漸累積，也會讓你的食慾越來越強。如果睡眠時間不夠，那就只能靠自己創造了。「睡眠不足會讓減重效果只剩一半」，這句話一點也不假喔！我建議你盡量多善用各式家電。這樣就能減少做家事的時間，把時間用在睡覺。

我自己就是運用了掃地機器人，還有只要把食材放入就可以做出湯品、炒菜甚至是烤牛肉的自動料理電器，多出來的時間就可以拿來補充睡眠了。

雖然需要花一點錢，但是人的一天就只有24小時，不可能再更多了。購買電器，就像是購買睡眠時間一樣，請你務必要嘗試一下。下定決心使用家電後，不僅可以舒緩你的壓力，好好睡一覺也會讓減重更順利喔！

Q62 一回到職場後就開始發胖該怎麼辦？

A 你可以試著在抽屜裡放一條自己喜歡的護手霜

奇妙的是，很多媽媽一回歸職場就馬上發胖。畢竟在產假結束之後，有很多工作要接手，也得執行還做不習慣的事務，內心壓力一定很大。因為如此，很多人就會大吃大喝、越來越胖。如果要抑制因壓力而產生的食慾，我建議你可以在感到焦慮、開始想要吃東西的時候，聞一聞自己喜歡的香味。我會使用自己喜歡的護手霜，香味可以讓人放鬆，也能保養手部肌膚，提升自己對美好事物的追求。

我也很推薦方便塗抹的指甲油和護唇膏。需要特別注意的是，請你記得要把這些物品放在辦公桌或是包包裡等隨手可以取用的地方。只要心情一亂，就能馬上使用。另外，像是護手霜或護唇膏這類產品，就算買的是高級精品品牌，價格也不會太貴。我平常會將茉莉蔻的護手霜放在電腦旁邊，告訴自己「等這個工作做完就來擦！」用高級護手霜來慰勞自己，也能減輕工作壓力喔！

Q63 因為和其他媽媽交際而發胖怎麼辦？

A 試著由你主動提議店家吧！

媽媽之間的交際活動常常會去咖啡店、家庭餐廳等地方，一邊享用高熱量的餐點、甜點，一邊開心聊天。偶爾參與這樣的活動沒關係，但如果頻率太高也會發胖喔！我建議在選擇店家時，不要任由其他媽媽挑選，改由你自己提議吧！你可以事先搜尋一些能帶孩子進去，並且供應豐富蔬菜的健康餐點店家，再把這些店家裂成清單。不僅朋友會感謝你，你也不會因為聚會而發胖，可說是一舉兩得。

我常常去的餐廳是能帶孩子進去、餐點類型多元的咖啡店，或是孩子可以四處跑動、有供應健康料理的卡拉OK。假如其他的媽媽都在吃甜點，自己卻因為在減重而不能吃，那也太可憐了。如果要吃甜點，就不要抱持著罪惡感，正正當當地享用吧！只要避開義大利麵等以醣類為主的餐點，或是將晚餐的醣類減量就可以了。以「三天內享用一次」的頻率變通就沒問題喔！（詳情參照第41頁）

Q64 只有自己在減重，實在很難持續下去該怎麼辦？

A 和其他想減重的媽媽一起找地方運動吧！

比起一個人努力，大家一起減重總是比較容易堅持。對女性來說更是如此。而我嘗試的方法是找其他媽媽一起做運動。

以前，我常常會運用孩子在嬰兒車裡睡覺的時候，和其他媽媽一起在咖啡店吃蛋糕、聊聊天。不過，其實很多媽媽也跟我一樣，想要趕快瘦下來。因此，我們取消了下午茶，改為借用某位媽媽的家或找一個共用空間。當孩子們在旁邊玩的時候，媽媽們就在旁邊拉筋運動。孩子們因為可以聚在一起玩，也很開心喔！這是不是很好的點子呢？

因為要一邊顧孩子，媽媽們沒辦法做太激烈的運動。但只要準備好運動書籍或是DVD，從中挑選幾項來做就可以了。這樣不僅可以提高減重的動機，也比單純喝下午茶好多了。

Q65 習慣累了就吃甜點，該怎麼辦？

A 改做簡單的運動更能消除疲勞喔！

應該有很多媽媽會在疲勞時享用甜食。不過，如果可以嘗試快走、簡單的體操等輕量運動，其實更能消除疲勞喔！在體育界有這麼一個說法：疲憊的時候，動動筋骨更能恢復體力。

如果不運動，不僅身體勞累，鬱悶的心情也無法排解。以前，當我感到焦躁的時候，也會想要到咖啡店吃甜點來轉換心情。不過，當我坐在咖啡店時，就是一直滑手機。那時我才突然發現，明明是想要消除壓力，但是做的事情跟在家裡根本一模一樣。因此就戒掉了這個習慣，改為到外面散步，步行大約兩個地鐵站的距離，反而更能排解壓力。

此外，為了促進血液循環，你需要可以增加心跳、讓呼吸稍微急促的運動。如果在室內，我建議你可以試試上下踩踏階梯的運動喔！

Q66 不管怎麼做都瘦不下來怎麼辦？

A 可能是你的姿勢有問題喔！

在減重的過程中，姿勢往往是造成成果停滯的原因。如果姿勢不良、腹部前傾，不僅會讓你的體態不佳，也會因為沒有運用到腹肌等肌肉，造成熱量消耗不夠。此外，媽媽在生產過後，很容易會變成駝背，因此需要特別留意你的姿勢（詳情請參考第104頁）。你是否習慣雙手抱胸呢？事實上，越是腹肌鍛鍊不足的人，越習慣雙手抱胸。從現在開始，當你發現自己想要抱胸時，就轉變一下姿勢，將雙手交叉在身後吧！只要這麼做，就可以鍛鍊腹肌和背肌。不管是做家事的空檔，或是等紅綠燈、等電梯時，都可以運用小小的空閑時間自我鍛鍊。務必試試看喔！

當你坐在地板上時，手都會放在什麼位置呢？如果手的位置比臀部更前面，就會形成駝背。因此，如果試著把手放在臀部後方，就會瞬間拉直背部肌肉。

只要將雙手在背後交叉，就可以鍛鍊你的腹肌和背部肌肉喔！

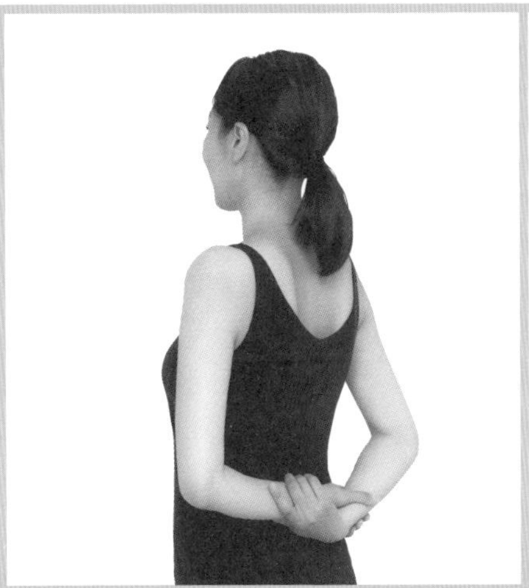

如果你無法抓到手肘，抓住手腕也可以。

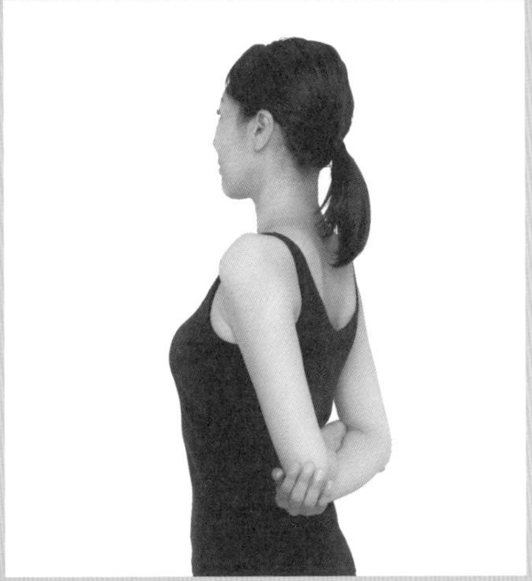

先將雙手在背後交叉，再用其中一手抓住另一邊的手肘。

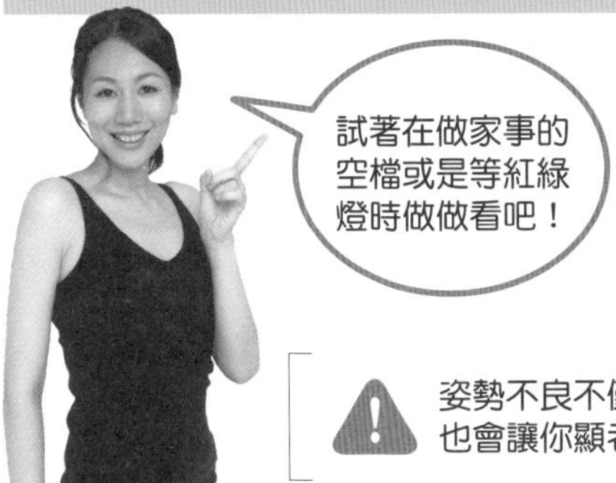
試著在做家事的空檔或是等紅綠燈時做做看吧！

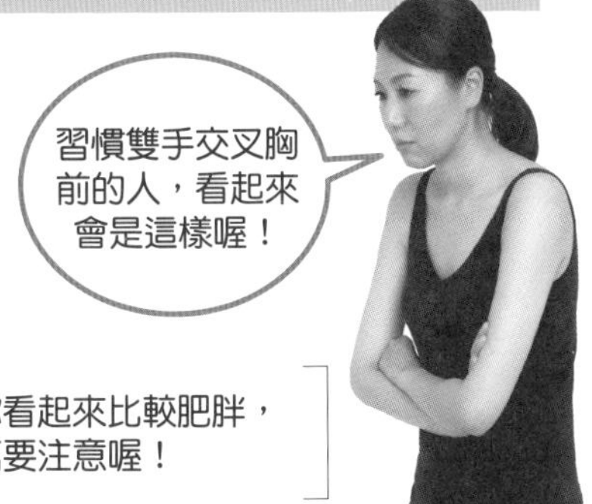
習慣雙手交叉胸前的人，看起來會是這樣喔！

⚠ 姿勢不良不僅會讓你看起來比較肥胖，也會讓你顯老，千萬要注意喔！

Q67 生產後小腹變凸，就沒辦法瘦回來了嗎？

A 千萬不要放棄自己！適當運動就能恢復了

懷孕以後，腹部會囤積脂肪，皮膚和骨盆周圍的肌肉也會鬆弛。而生產之後，不管是為了哺乳或是餵孩子吃離乳食品，媽媽需要不斷前傾，因此很容易駝背，也會造成腹部肥肉囤積。不過千萬不要自我放棄！雖然腹部脂肪很難光靠飲食控制減少，但是只要依照次頁的簡單運動，就可以瘦下來。

最重要的是，平常就要多使用腹部肌肉。媽媽在育兒過程中，身體常常需要前傾，因此很容易養成這種習慣。就算是專業模特兒，也會因為養育孩子而變成駝背、小腹凸出。生孩子之前，我非常注意自己的姿勢，因此保有好體態。但是生產後，我也不自覺變成駝背。平常坐著習慣使用靠枕的人，等於是浪費了使用腹肌的機會。當你坐在椅子上時，記得不要坐得太深，只要坐椅面的一半左右就好。這樣就可以一邊坐著，一邊鍛鍊腹肌喔！

雖然簡單但效果極佳！

幫助媽媽減重的好運動

「和孩子一起做運動」篇

Exercise 1　猛然發現自己全身肌肉鬆弛

讓手臂、屁股、大腿、肚子都變得緊實的運動

每次 **20** 下
共做 **3** 次

1

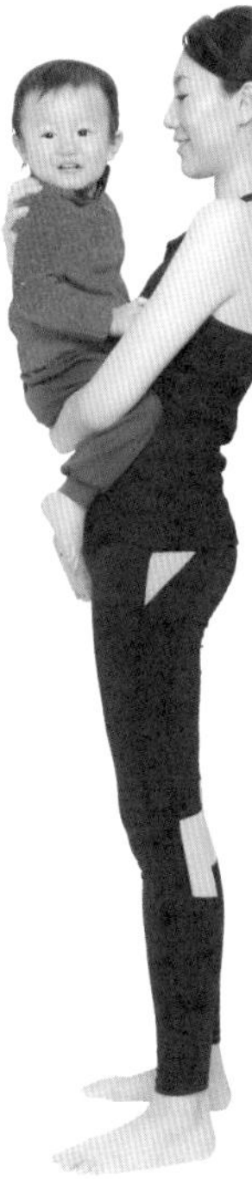

好好扶住孩子的頭和脖子
腰椎不要前傾，將你的背部肌肉伸直

兩腳與肩同寬，抱住孩子。單手支撐著孩子的頭和脖子。

2

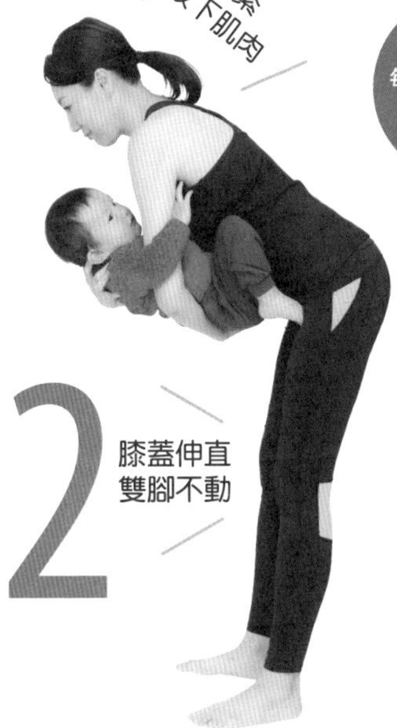

拉緊腋下肌肉
膝蓋伸直雙腳不動

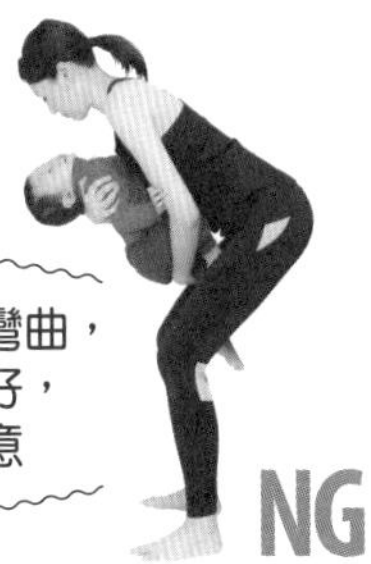

如果膝蓋彎曲，效果會不好，千萬要注意
NG

雙臂夾緊，上半身就像要鞠躬一樣慢慢前傾。前傾之後，憋氣停住一秒，再回到原本的位置。

記得要等到孩子會坐了之後（半歲以後）再進行喔！

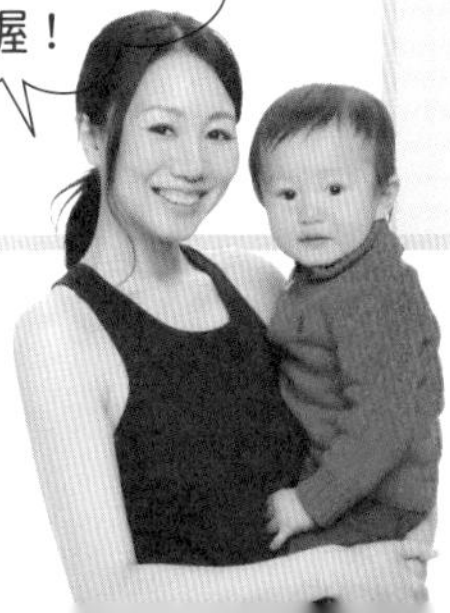

這是我兒子匠海！

Exercise 2　屁股不僅變大，而且還下垂了！

有效幫助提臀的運動

1

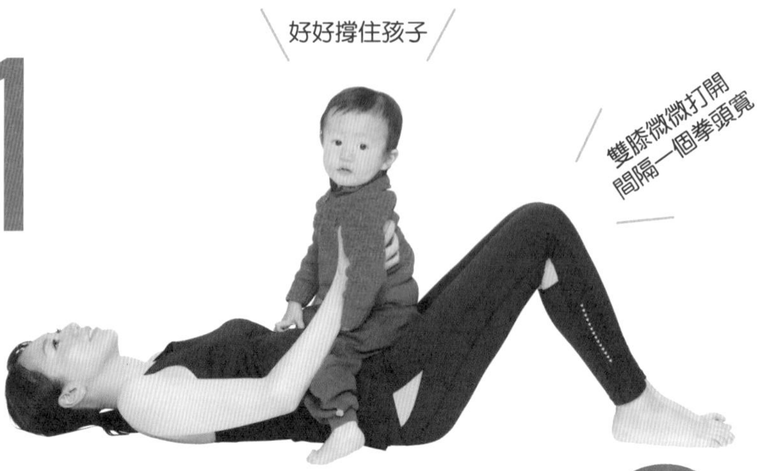
好好撐住孩子
雙膝微微打開
間隔一個拳頭寬

向上仰躺，立起膝蓋。讓孩子跨坐在你的肚子上，雙手牢牢撐住孩子腋下。

每次 **20** 下
共做 **2** 次

2

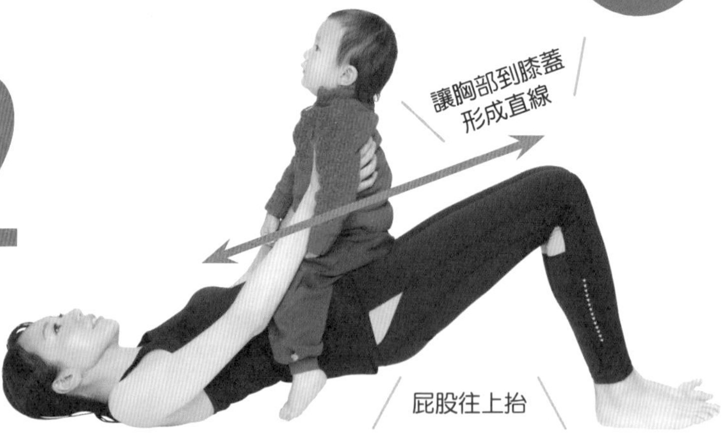
讓胸部到膝蓋
形成直線
屁股往上抬

胸部到膝蓋形成一條直線，將你的屁股慢慢往上抬。
停留一次呼吸後，再慢慢往下放。

Exercise 3　變成水桶腰了

有效鍛鍊腰圍的運動

左右各做 **1** 回
共做 **2** 組

1

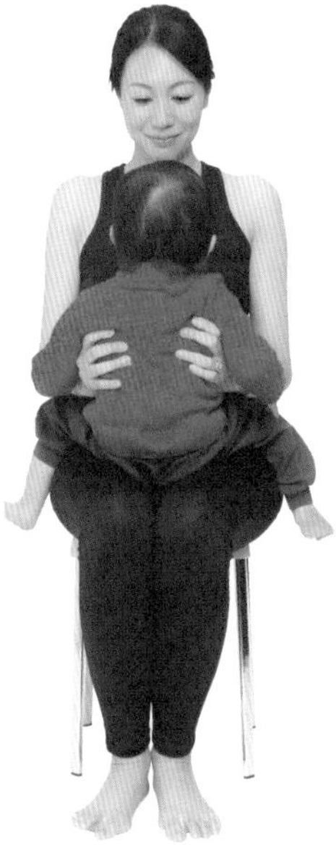

好好支撐住孩子

端坐在椅子上。讓孩子面向你，坐在膝蓋上。雙手支撐住孩子的腋下。

2

上半身向左邊轉，
停留 5 秒

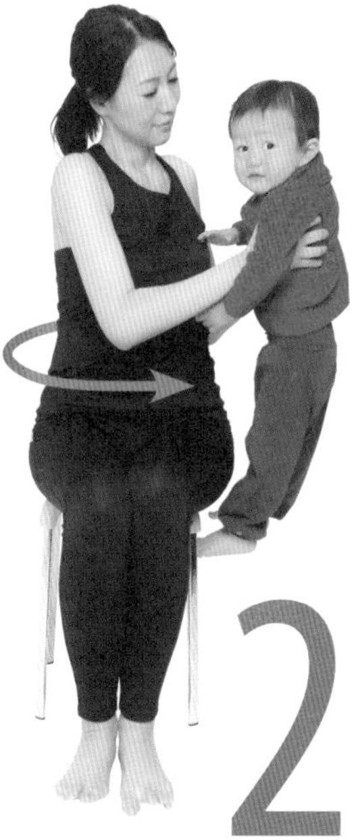

肚臍要保持
朝正前方

抱起孩子，你的肚臍和骨盆朝向正前方。上半身往左轉，維持 5 秒鐘。

3

停留 5 秒

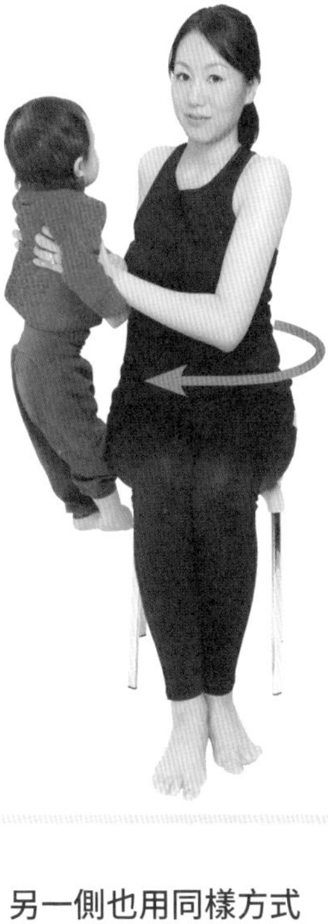

另一側也用同樣方式進行。

Exercise 4　孩子睡午覺時

雖然有點吃力但是對全身肌肉都有效的運動

做 **10** 回
共做 **2** 組

1

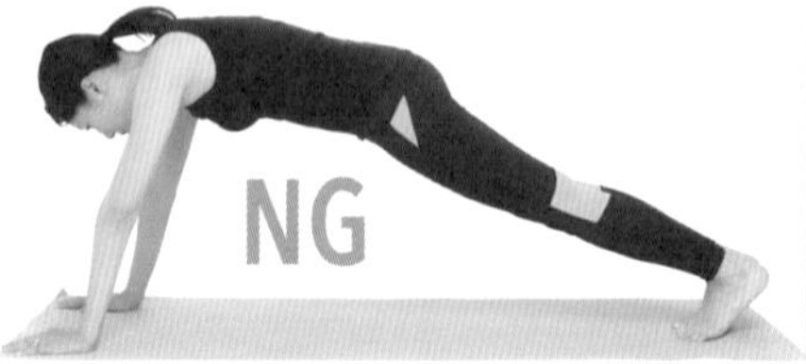

雙手的位置如果放在臉部下方
會造成手腕疼痛，要特別注意。

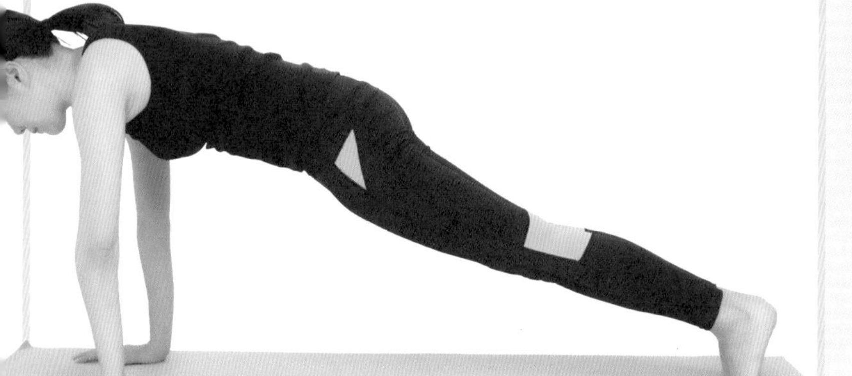

雙手支撐身體，手與肩同寬。雙手記得要放在
肩膀正下方。腳踝併攏。

這個運動對於鍛鍊腹部肌肉
特別有幫助喔！

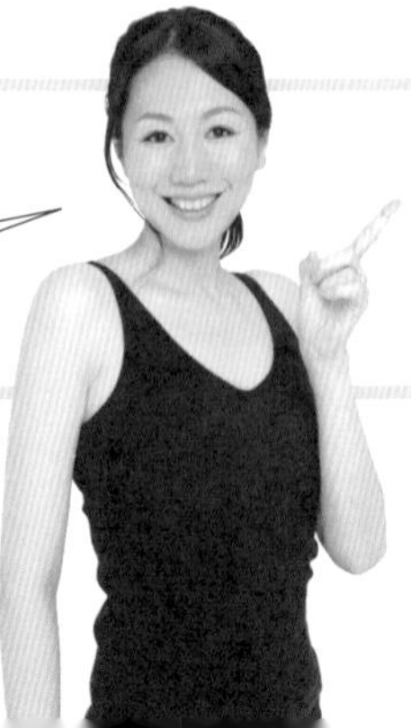

2

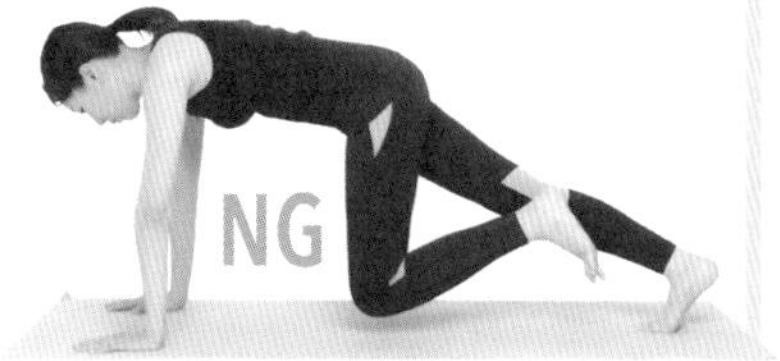

如果膝蓋沒往胸前拉近，
效果會減半。

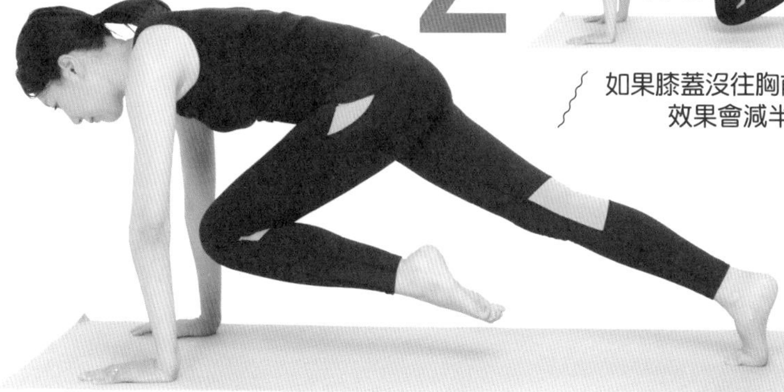

單腳膝蓋往胸前靠近，
以此鍛鍊腹肌。

3

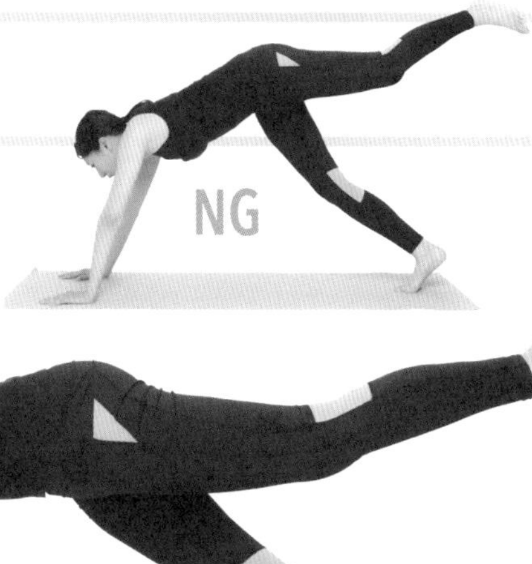

不要為了把腳抬
高而動到腰部

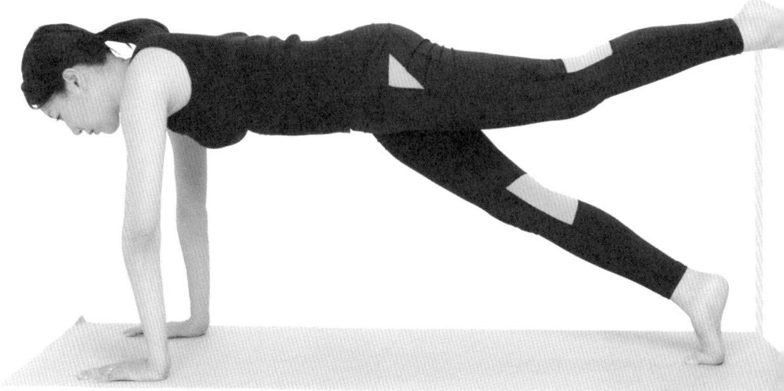

將 2 步驟中拉近的那一腳像鐘擺一樣伸直，抬到與屁股同高。2 到 3 的步驟共做 10 次，接著再做另一隻腳，同樣也做 10 次。

Exercise 5　做家事的空檔中

鍛鍊大腿內側線條的運動

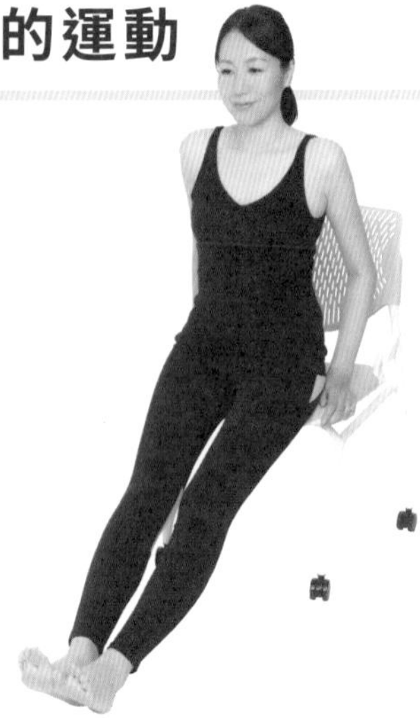

1

椅子不要坐太深，兩手緊抓著椅緣。兩腳伸直，將腳踝抬高 90 度直角，只有腳跟接觸地板。

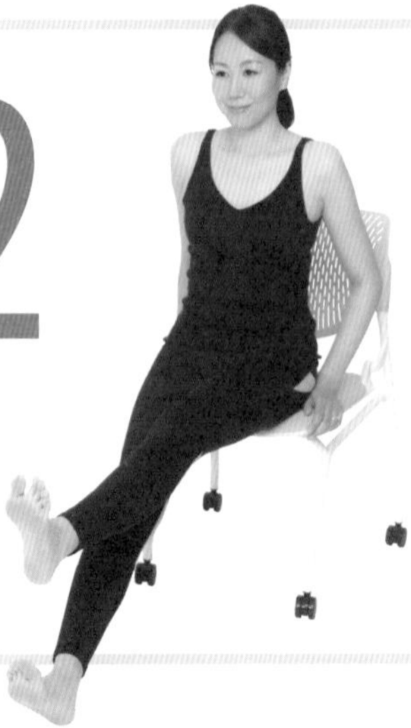

2

左腳保持伸直狀態，向上抬高。

20 秒

左右各做 **2** 組

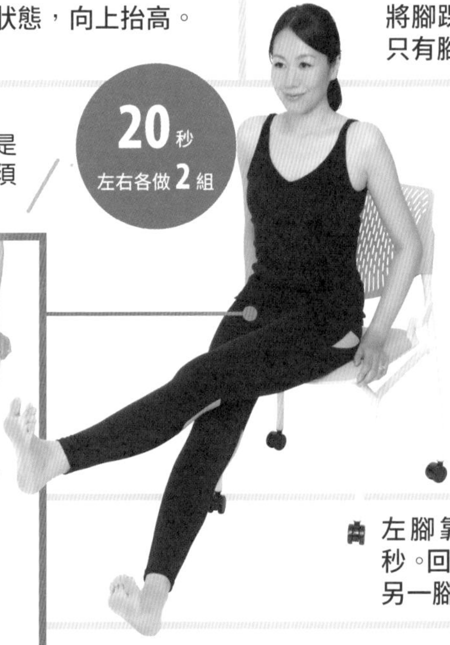

3

左腳靠向右腳，維持 20 秒。回到步驟 1 的姿勢後，另一腳再重複相同動作。

從上方看下來是這樣。左腳必須確實靠向右腳

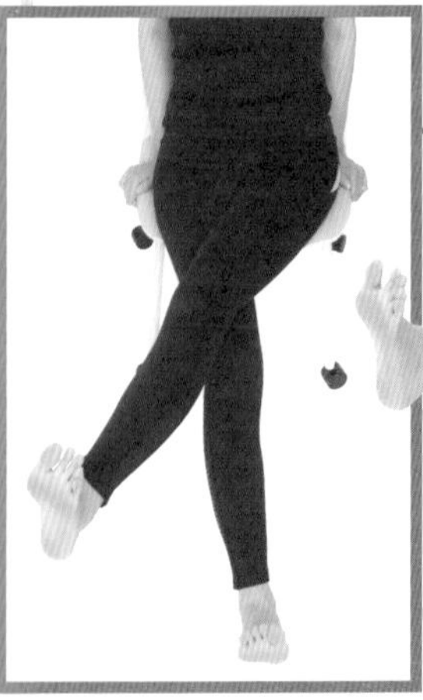

透過腹式呼吸鍛鍊小腹

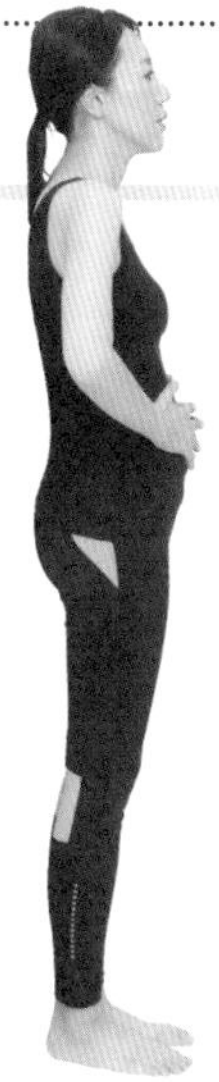

1

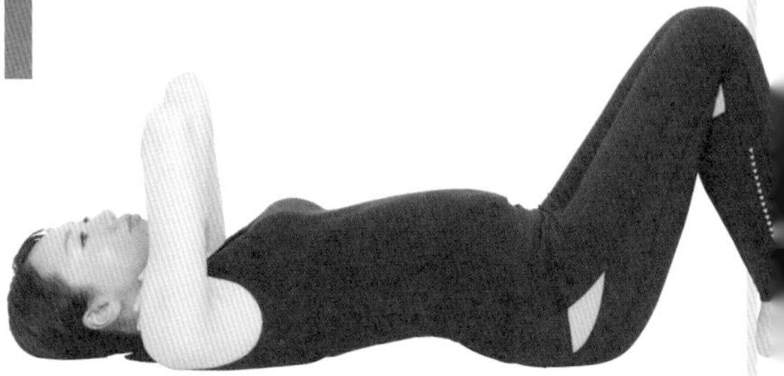

3組

仰躺在床上，膝蓋立起，兩腳稍微留一點距離。深吸一口氣讓肚子膨脹。

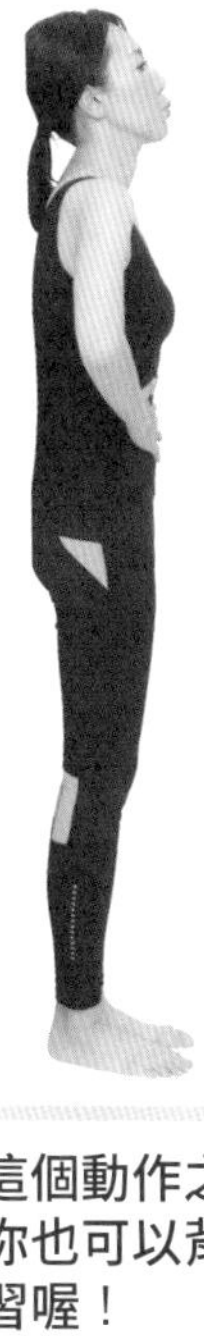

2

慢慢吐氣

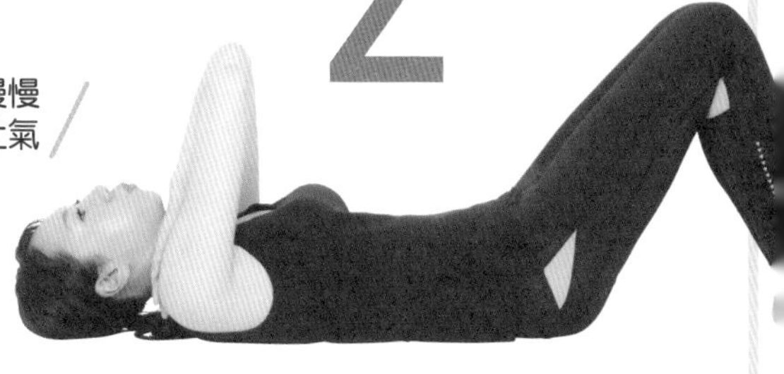

習慣這個動作之後，建議你也可以背貼牆壁練習喔！

一邊吐氣，一邊想像自己的肚臍正在朝床上緊貼，讓肚子收縮。

幫助媽媽減重的好運動
「透過散步消耗卡路里」篇

Exercise 7

將孩子抱在胸前，增加熱量消耗

抱姿

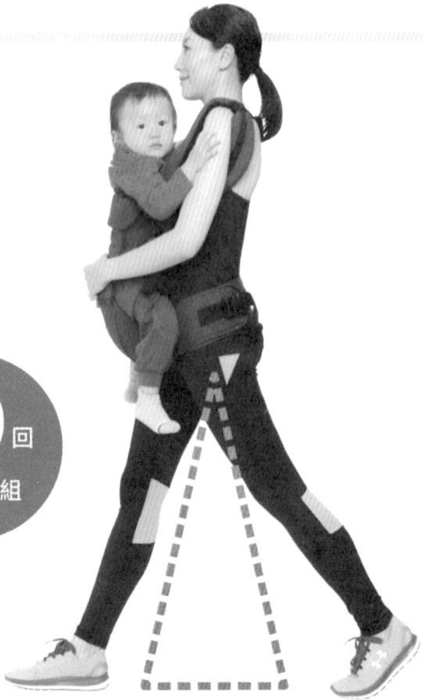

從大腿根部到兩腳之間，可以畫出一個等邊三角形

由腳尖跨出步伐，再以腳跟著地。注意要延伸後腳膝蓋。想像你的大腿根部到兩腳之間，畫出一個等邊三角形。運用整個腳步肌肉走路。

Exercise 8

用反手推車可以鍛鍊上臂肌肉

嬰兒車

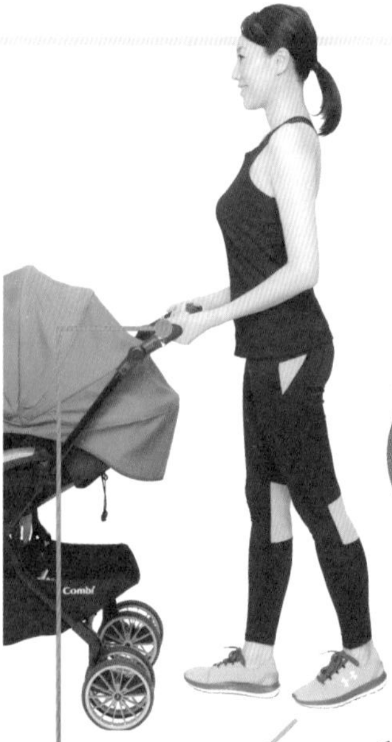

做 **10** 回
共做 **2** 組

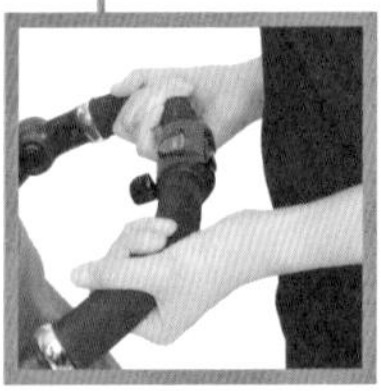

只要用反手推車，就可以鍛鍊上臂。

速度放慢也沒關係，重點是不要停下來。

以反手抓住嬰兒車的手把。推嬰兒車走路時，也跟抱姿一樣，要讓自己的大腿根部到腳步畫出一個等邊三角形。但如果你將身體重量壓在嬰兒車上，負重也會減輕，這點需要特別留意。

運動請試著持續 1 個月

如果要鍛鍊肌肉，至少需要一個月的時間，每天持續進行非常重要喔！

Part 6

產前↔產後「減重方式變換」

你在生產前採用的減重方法，在生完小孩之後就無法使用了，這是媽媽發胖的原因之一。本章節將告訴你如何置換減重方法，讓你在生產後還是可以有效減重。

產前
上健身房運動瘦身

產後
一邊看親子節目一邊運動

過去上健身房運動，或是透過在外面慢跑維持體態的人，生產之後，很可能會因為無法像過去一樣運動而感到絕望。

但是沒關係的！我就常常一邊看等親子節目，一邊跟孩子跳舞。很多媽媽會趁孩子看電視時放鬆自己，不小心就拿了餅乾來吃。不過，只要跟著孩子一起律動，也可以達到一定的運動量。不僅可以消耗熱量，免去吃零食的機會，而且孩子也會很開心，可說是一舉數得喔！

我也推薦把孩子抱在胸前，一邊鍛鍊肌肉喔！第105頁開始是我和孩子一起做的運動。不過，記得要等到生下來半年、孩子可以坐之後再來實行喔！

產前 可以在自己喜歡的時間運動

產後 把運動服當成日常家居服來穿

雖然你可能會覺得在家運動缺乏動力，但是，在家運動也有優點喔！

首先，你可以不用在意周遭的眼光，穿什麼都可以。比方說在健身房不好意思穿的「運動內衣加內褲」，在家時就可以大膽挑戰。而所謂大膽的穿著，重點在於要讓自己意識到「這個肚子肉很糟糕」。你可以告訴自己，等到身材變好之後，就可以穿去健身房了。透過這種方式自我激勵。

也許有些人可能會覺得房間太小，不方便運動。很多家庭在小孩出生之後，會鋪上防止孩子跌倒受傷的巧拼，你也可以把這個當成運動用的地墊，作為你的運動空間！孩子睡午覺的時候，你就可以在那裡運動。

產前 透過快走而成功減重

產後 慢慢走也沒關係，不要停住就好

對於沒有孩子的女性，我會建議她們在通勤時透過快走減重，或是在走去車站的路上，用「可以超越三個路人」的速度走路。現在我會告訴自己：就算慢慢走與沒關係，總之不要停下來。這種方法就足以幫助你減重了。年齡在半歲到1歲之間、脖子已經長好的孩子，體重大概有10公斤左右。假如你一邊抱著孩子一邊走路，消耗的熱量也非常大。正確的走路方式請參考第112頁。

如果要燃燒脂肪，心臟跳動強度是重要關鍵。你大約可以抓在每分鐘心跳110～120左右的強度。因此，不要停住腳步、持續走路非常重要。如果需要等紅燈，你也可以保持原地踏步。

產前

透過泡澡消除水腫

產後

減少咖啡和鹽分攝取量

泡澡是消除水腫的好方法，我以前也會泡一個半小時的半身浴來消除身體的水腫。不過生了小孩以後，因為要跟孩子一起洗澡，每次泡澡最多也只能泡個10分鐘左右。我認為我的腳之所以會變胖，其中一個原因就是如此。另外，育兒時期的媽媽常常需要久站，因此跟產前相比，腳又更容易水腫。如果你也發現自己的腳在生產之後變腫，就需要找出泡澡以外的消水腫方法。

我自己會特別注意減少咖啡和鹽分攝取量。只要減少這兩種攝取量，身體就比較不容易囤積水分，可以減緩水腫。此外，如果你多鍛鍊小腿肌肉，也會越不容易水腫。因此站在廚房時，我會盡可能踮腳站立，或是趁空檔時間用腳跟按摩另一腳的腳脛。

產前 挑選菜色適合減重的餐廳

產後 活用家庭餐廳和外面販售的熟食吧！

如果是生產前，我會建議你去可以攝取大量蔬菜、海菜、菇類等菜餚的餐廳。

不過如果有了孩子，外食的選項就變少了。但是如果完全捨棄外食、全部都自己煮，也會減少許多享用美食的樂趣。因此，我用來取代健康餐廳的選項就是家庭餐廳。出乎意料的是，家庭餐廳裡有許多蔬菜選項，非常適合減重時享用。點定食套餐時，我建議你可以減少飯量，另外再加點一份沙拉。除了外食，我也會運用超市販售的熟食菜餚。如果沒辦法做蔬菜等配菜，只要買一份大份的沙拉就可以了。假如偶爾想要吃好一點，也可以在百貨公司購買美味的菜餚搭配。

產前 花錢購買減重商品

產後 花錢購買家電用品

生產以前，應該很多人會把錢花在美容家電、SPA 療程或是減重商品，以此作為給自己的犒賞或是投資。不過生了孩子以後，我強烈建議你應該要把錢用在家電用品上。生了孩子以後，你會為了照顧孩子而忙，根本沒有時間使用。因此，比起減重用品，不如把錢用在家電用品上對你會更有幫助！善用家電用品可以為你節省許多時間，你就可以把時間用在減重或是睡眠上了。

比方說，當你使用了無水鍋等料理家電後，也許就有時間和孩子一起睡午覺了。如果用掃地機器人打掃家裡，多出來的時間就可以跟孩子一起做運動囉！

產前 飲食過量就用斷食法調整

產後 盡量避免吃麵包或麵類

生產以前，你可以用斷食或是不吃早餐等方法減少飲食攝取量。不過，當你需要照顧孩子時，不吃飯會造成體力不足，所以我並不推薦這種方式。

比起斷食，我採用的方法是盡量不吃麵包、義大利麵、烏龍麵等食物。如同第63頁所寫，相對這些食物，白飯更適合在減重過程攝取。

我超級喜歡吃麵包，但是現在大概每週最多只會吃一次。而且就算吃麵包，也只會選擇三明治等含有蛋白質的類型。最喜歡的披薩，我也只會在聚餐時享用。

也許你會覺得不能吃喜歡的食物很痛苦，不過偶爾吃一次，作為給自己的犒賞，幸福感會加倍喔！

產前

妥善準備好減重用菜單

產後

微波豆芽菜也可以喔！

一些時尚又美麗的媽媽常會在IG上發布適合減重的美食。看到這些照片，你或許也會心情低落，認為自己無法跟她們一樣吧！但是沒有關係，時尚並不代表真的可以瘦下來。我的料理不需要什麼複雜的步驟，但是只要想到這是我一邊育兒，一邊製作的料理，就覺得自己已經很棒了。

比方說，只要把一包豆芽菜放入微波爐，再淋上和風沙拉醬就很足夠了。隨意將小黃瓜或高麗菜切好，放入夾鏈袋，再用市面上的醃漬醬汁做成醃漬物，也會是一道適合減重的小菜。如果連這樣都覺得麻煩，你還可以購買超商或超市的沙拉盒，或是切好的蔬菜來吃，甚至把冷凍蔬菜微波後也可以吃的。你不需要準備看起來很厲害的沙拉或是蔬食，只要吃了蔬菜就會有飽足感，並且減少熱量攝取。

產前　喜歡外出，對吃沒那麼有興趣

產後　挖掘可以在家裡進行的嗜好吧！

有些人很喜歡運動、旅行或是大型活動，假日如果不出門就不甘心。像這樣的人，很多對於「吃」並沒有太大興趣。不過一旦有了孩子，這些興趣都得暫時停擺。因此這些人很有可能會把目光轉向吃東西，一不小心就發胖了。

對於這樣的人，我建議你可以挖掘一些在家裡進行的嗜好。以我觀察，擁有居家嗜好的人，生產之後也不太容易發胖。如果擁有這樣的興趣，就算待在家裡也不會累積壓力或飲食過量。不管是繪畫、讀漫畫或是打電玩，什麼樣的興趣都好，只要找到可以在家裡進行的都行，這樣你就會把注意力放在食物以外的地方。育兒期間，不要老是覺得自己的興趣被壓抑了。你可以換個角度想，把這段期間定義成「發現新世界的機會」。

防止吃太多零食的祕訣

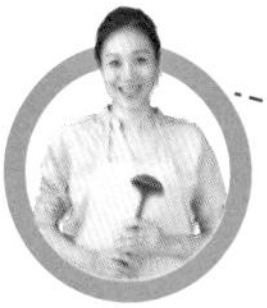

媽媽會發胖有一個很重要的原因，那就是吃零食的機會增加了。以下將介紹我防止自己飲食過量的小祕訣。

Technique
1

嘴饞時的零食，分量僅限於一個醬油碟子

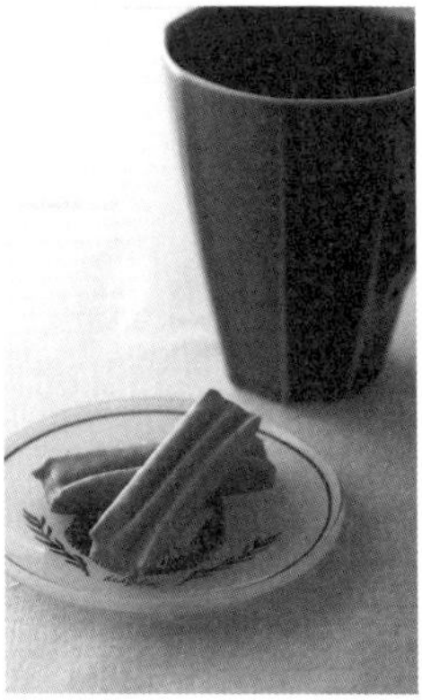

為了轉換心情，非得吃一點甜食不可的時候，只要把分量限於一個醬油碟子就可以了。

Technique
2

喝花草茶

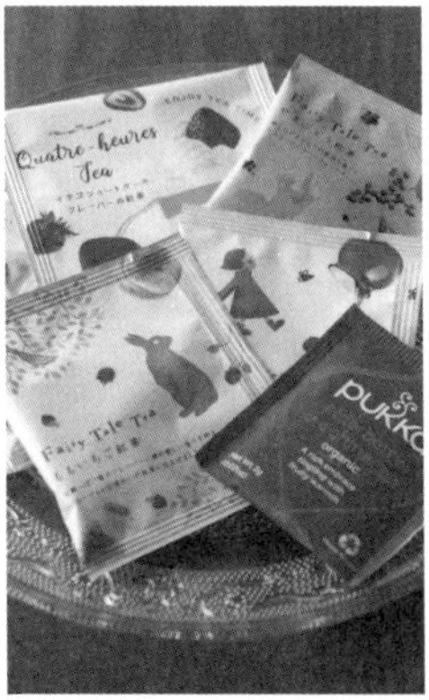

飲用散發甜味的花草茶可以抑制想吃甜食的心情。我最近特別喜歡超市買的「不含糖卻有提拉米蘇風味」的茶飲。

Technique
3

家裡四處放置護手霜

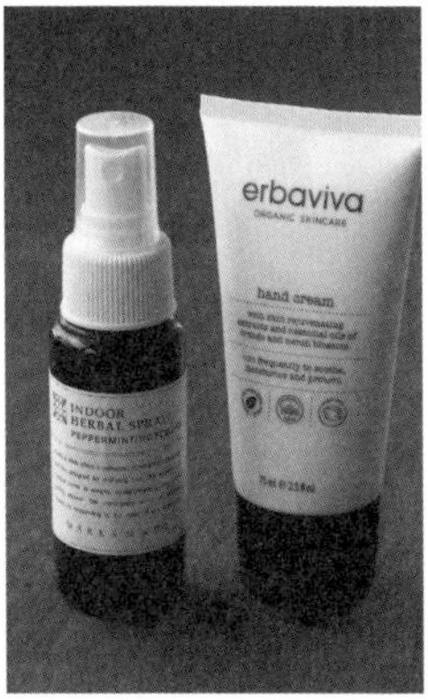

內心焦躁想吃點什麼的時候，我會塗上香味迷人的護手霜。香味可以讓人心情放鬆，也會減低浮躁嘴饞的衝動。

如果你符合以下選項，要特別注意！
檢視你對「美」的自我意識程度

- [ ] **老是穿同樣的衣服**

▶「反正沒人會看」的心情是你走向發胖之路的危險信號！

- [ ] **覺得和朋友碰面很麻煩**

▶表示你的行動力低落。日常熱量消耗應該也減低了。

- [ ] **挑選服裝不是以「自己喜歡」而是以「穿起來舒適」為基準**

▶如果你老是穿不容易顯髒的大學T，對於自己的體型也會越來越忽視喔！

- [ ] **覺得化妝很麻煩，很久沒買化妝品了**

▶你最近有照鏡子嗎？如果你對於自己的臉和皮膚狀態越來越沒自覺，一定要注意喔！如果不照鏡子，就會很難察覺自己的狀態變化。

- [ ] **因為頭髮分岔變多，所以每天都綁頭髮**

▶建議你把吃零食的時間拿來保養頭髮。就算沒時間用電棒捲捲髮，至少也可以嘗試使用髮飾品。

- [ ] **明明知道要脫鞋，卻不好好挑雙襪子**

▶這代表你並不在乎自己。

對策

就算一週一次也可以，請你穿上自己喜歡的衣服吧！為了保持媽媽的心理健康，你一定要找回「想要打扮成自己喜歡的樣子」的心情喔！

Part 7

保持減重動機的方法

產後瘦身最難的一點也許是維持減重動機。但是減重如果不持之以恆，就不會有效果。本章將傳授你保持減重動機的方法。

時刻把想改善的地方放在心上

如果把你因為發胖而自卑之處，以及瘦下來之後想做的事情寫在紙上，就能幫助你提升減重動力。比方說：

①因為體型而特別在意之處（例如腿變胖了、特別在意肚子的肥肉）
②發胖帶來的性格變化（例如容易焦躁、容易被食物誘惑）
③發胖之後的困擾（例如衣服不合身了、有了雙下巴）
④瘦下來之後想做的事情（如穿緊身牛仔褲、想要再次挑戰單身時穿的衣服等）

變胖之後最困擾的地方是小腿肚變得非常粗。勉強穿以前很喜歡的靴子走路，結果腳上卻出現一堆傷痕，搞得血跡斑斑。這件事讓我大受打擊，因此成為我減重的動力。

POINT!

把這些事寫在紙上吧！

設定理想體重

如果沒有定下目標就開始減肥，那就跟在不知道終點的狀況下開始跑馬拉松一樣。沒有終點的減重是不會成功的。我建議你可以先訂下自己的理想體型，例如「我想穿得下S號的衣服」等。

這時你可以參考BMI指數。以女性來說，理想的BMI指數是19～20左右。假如你將BMI設定在20，只要透過「20×身高×身高（公尺）」的算式，就可以算出理想體重了。以身高158公分、60公斤的女性來說就是：20×1.58×1.58＝49.9公斤

這就是你的理想體重，因此接下來必須要減掉大約10公斤。這樣一來，如果每個月可以瘦下來2公斤，只要花5個月左右的時間就能達成目標了。

POINT!

以BMI指數來判定你的理想體重吧！

因為結婚了，不需要維持身材，所以沒有減重動力

比起產前減重，生產之後的減重之所以無法持之以恆，有一個很重要的原因就是減重動力低落。還是單身的時候，你會減重很可能是因為想要瘦下來穿漂亮衣服、想受到異性歡迎、想穿比基尼等。但是有了孩子以後，媽媽變得非常忙碌。衣服都穿方便活動的類型，也不需要再打扮自己了。這樣一來，很容易會認為「自己沒必要減重」。不過就算沒有具體目標，每個人應該都希望自己是賞心悅目的。在此之前，你的減重動力是以別人為主，「希望別人覺得自己是漂亮的」。但是從今以後，你應該要找到以自己為主的目標，想想自己「希望變成什麼樣子」，這才是減重成功的關鍵。

POINT!

你想要變成什麼樣子

以拍攝全家福時能更好看為目標，作為減重動力

一旦有了時間限制，減重動力就會持續下去。而我最推薦的就是拍攝全家福照片了。應該很多家庭會在小孩的生日拍攝紀念照，但是有很多媽媽會因為「變胖了不想拍」等原因而不加入拍照。這樣太可惜了！一旦決定好拍攝日期，就可以作為你的減重動力，並且讓拍照成為減重的重要目標。最關鍵的是，就算你還沒完全瘦下來，也要先預約好拍攝時間。只要先預約好三個月、半年後的拍攝日期，你就非得在那天之前瘦下來不可。假如近期沒有紀念日，現在也有很多幫忙拍攝社群網路個人檔案照片的攝影公司，你也可以試試看喔！

POINT!

半年前就預約好拍攝，就會讓動力滿滿

試穿喜歡的衣服，實質體認到自己需要減重

就算是產前很喜歡漂亮衣服的人，產後也很容易失去這個習慣。育兒生活太過忙碌是其中一個原因，也有很多人是因為覺得自己發胖了，喪失試穿衣服的樂趣。我生了孩子之後，某次在ZARA想試穿衣服時，挑了跟以前一樣的尺寸，卻赫然發現拉鍊完全拉不上去。明明應該還穿得下XS號的衣服，竟然已經變成L號了！這對我來說是非常大的衝擊，因此下定決心一定要瘦下來穿得下XS號。如果你還沒有減重動力，建議你可以試穿衣服，讓自己面對現實。發胖狀態下試穿，效果會更好，減重動機也會大大提升喔！

POINT!

你也可以買一件瘦下來想穿的衣服

把自己發胖後的照片貼在冰箱上

當減重動力下降時，其中一個激勵自己的方法就是把自己的照片貼在冰箱上。但是照片要選擇趁你不注意的時候拍下的照片。最容易讓人受到驚嚇的照片是別人拍到的背影或側面，這些角度是你從鏡子裡看不到的。

透過這些照片，你會發現很多事實，比方說「我竟然駝背駝成這樣」「側面來看，我的下巴根本沒有線條」等等。而當你嘴饞想吃東西站在冰箱前時，只要看到冰箱上貼的照片，應該就會告訴自己現在不是大吃大喝的時候了。

POINT!

看看自己的背影或側面照，面對現實吧！

以「鍛鍊出能和孩子盡情玩耍的體態」作為減重動力

也許很多人會覺得，不需要為了讓自己變美而花費太多心力。但是，發胖之後的缺點並不是只有外表而已。首先一旦發胖，體態就會變得沉重，如果你想要追著孩子跑也會很吃力。不管是要蹲下或是站起來，每個動作都會變成身體的負擔。此外，膝蓋承受的重量是體重的3倍。如果你胖了10公斤，膝蓋就要承受30公斤的重量，會讓你容易感到疼痛。我有一位朋友體重大約接近70公斤，她的膝蓋就嚴重受損，無法上下樓梯。而她的年紀還不到35歲。

如果有心想和孩子一起盡情玩耍，維持體態的動力應該會提升。

POINT!

除了外表，也要想一想發胖後的其他壞處

以「不想給孩子造成負擔」作為減重動力

如果去問媽媽們為什麼想要減重？應該有很多媽媽會說「因為不希望將來成為孩子的負擔」等健康考量。為了提升健康意識，我希望你可以定期接受健康檢查。經歷了懷孕和生產，身體會出現許多變化。比方說，很多人會在生了孩子以後罹患高血壓，但是自己卻沒察覺，照樣過著生活，只是覺得哪裡不太舒服。如果你可以訂下「每年的這個月就是要去健康檢查」的目標，並且建立「在那之前要達到理想體重」的習慣會很好喔！

POINT!

在健康檢查前達成理想體重吧！

找到讓你憧憬的目標對象

如果你能夠找到一個讓你憧憬的理想目標，你的減重動力也會增強。不論什麼樣的人都可以是理想目標。我建議你可以找一個同年紀或是年紀更長的對象作為目標。這個對象不管是周遭認識的媽媽，或是名人都可以。

POINT!

找一位同年或是比你年長的憧憬對象吧！

破除「因為生了孩子發胖就會發胖」的迷思

老是說些「生了孩子就是會發胖」等話語，就會覺得自己就算變胖也是沒辦法的事。不過很抱歉，這些其實都只是藉口。你可以找一找身邊有沒有體態好又美麗的媽媽，並且試著和這樣的人交朋友！然後你可以問問對方，如何讓自己維持好狀態。此外，漂亮媽媽對美的意識很強，雖然她們已經很美麗了，還是會常常想要更瘦、想要變漂亮等，並且為此努力。看到這樣的人，你也會獲得刺激，告訴自己「連這麼美的人都這麼努力了，我也要加油」。

POINT!

讓體態優美的媽媽成為你的減重激勵

不要獨自一人戰鬥

我曾說過很多次，產後瘦身的祕訣就是將注意力從食物轉移，到外面走一走。不過就算決心外出，應該也有很多人會覺得自己出門很麻煩，因此不付諸行動吧！對於這樣的人，我建議你可以跟其他媽媽當朋友。不管是什麼樣的媽媽群組，一定會有一到兩位資訊豐富或朋友很多的媽媽。這樣一來，你的外出機會就增加了。外出不僅可以幫助減重，你也會認識體態優美的媽媽等各式各樣的人。可以幫助自己拓展眼界。

POINT!

和資訊豐富又活潑的媽媽交朋友吧！

除去「胖了也無所謂」的態度

你是不是明知飯後甜點和頻繁吃下肚的零食對身體不好，但卻老是，放過自己大吃大喝呢？我自己也是因為這樣胖了22公斤，因此，對於自己的這種心情一直嚴加警戒。如果放縱本能飲食會讓自己發胖，我會因為變胖的自己而感到衝擊，接著又因為自卑感而羨慕別人或感到低落。因此，我才能多多少少忍耐不吃自己喜歡的食物。不管是模特兒或是藝人，只要是產後還維持好身材的人一定都非常努力。放縱自己、盡情吃喝的人絕對不會是瘦子。

POINT!

沒有人可以放縱本能又維持美麗

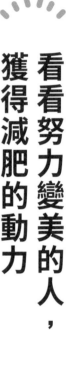

看看努力變美的人，獲得減肥的動力

當你突然覺得自己找不到減重的意義時，我建議你一定要看一些可以提高動力的影片。比方說「穿著Prada的惡魔」是講一位進入時尚雜誌編輯部的女孩如何脫胎換骨的故事，看了這樣的電影，自然而然就會想要跟女主角一樣變得更美。我很喜歡動作片，只要看了女演員漂亮的肌肉線條，也會提升減重動力，想要變得跟對方一樣。如果你沒有時間看電影，推薦你看YouTube的美妝或美容影片。每部影片大約10分鐘，看到大家費盡心思想要變得更美，自己也會想要更漂亮喔！

POINT!
試著看一些主角努力想要變漂亮的影片

讓自己產生會心跳加快、抑制食慾的荷爾蒙吧！

據說只要墜入愛河，身體就會分泌「苯乙胺」這種荷爾蒙。苯乙胺會減低人的食慾，因此你會覺得興奮不已，不太想吃東西。確實也沒有人會在內心激動興奮時大吃零食吧！就算你對老公已經不會心動了，也可以試著對傑尼斯、韓星等男性偶像或高顏值演員心動。或是看看偶像劇或電影，當你沈浸在戀愛情節裡，身體也會分泌荷爾蒙。這種荷爾蒙在你內心激動時也會分泌，假如你實在沒空看劇，也可以聽一些觸動人心的歌曲、在社群網路上看看感動人心的照片。

POINT！

找個讓你愛慕的偶像吧！

先從容易實踐的事情開始著手，得到成功經驗

對於之前介紹的各式方法，你是否會覺得要全部做到也太困難了？如果要一口氣做到所有的減重方式，確實很難。因此，首先要挑選自己能夠無痛完成的方法慢慢改變自己。以我來說，要我一開始就要少吃零食實在很難，因此我先從比較簡單的不喝甜飲開始。先從容易實踐的事情起步，慢慢累積微小的成功經驗。就會得到自信，發現那些原本以為做不到的事情確實能幫助你減重。一開始做起來很痛苦的事情，只要變成日常習慣後，接下來不需要過度努力就能夠簡單達成了。要養成一個習慣，大約需要三個禮拜。你可先以這個期間為基準開始進行減重。

POINT!

先持續三週、養成習慣吧！

如何產生積極減肥的動力

假如你的想法是「每一個看起來都好麻煩」，就要特別注意了喔！因為你很有可能已經掉入非常嚴重的肥胖迴圈裡了。我自己也曾經是這樣。一旦變胖，什麼事情都變得好麻煩。因為身體變得沉重、容易疲累，覺得移動身體很麻煩，因此從想法到行動花了很多時間。而因為沒有精神，對任何事都興趣缺缺，整個人又充滿負面思考，造成全身無力且自信心低落。有些人甚至會因為掉入這個陷阱而身心健康崩壞。如果你想要斬斷發胖鎖鏈，就從小事開始著手吧！

比方說去藥妝店時不要只買洗衣精，也試著買一條便宜的護唇膏。只要將一點點美容元素納入日常生活中，就容易打開減重開關喔！

POINT!

需要對掉入發胖陷阱這件事產生自覺

後記

生了小孩之後，生活會產生巨大改變。而這個改變一定超乎你所想像。

雖然每天都很疲憊，但是孩子非常可愛。儘管幸福洋溢，可是身體只有一個，光是為了過好每一天就非常吃力了。

此外，要習慣不斷變化的日子也非常辛苦。

在懷孕過程中，對於孩子是否能平安生下來始終覺得不安，另外也對於自己身體的變化感到困惑。

食欲無限膨脹、以為自己便祕了卻拉肚子，每天都這樣焦慮著。每一次產檢時，都緊張地確認孩子的成長狀態，又因為胎動而感到愛憐。

等到孩子終於出生，才剛覺得這是人生中最感動的時刻，結果就馬不停蹄地進入育兒狀態。當然，那是全年無休、24小時勞動。坦白說，真的沒時間想減重的事。

正在讀這本書的您，應該也曾經因為自己的身體和心理變化而深深嘆息吧？

我非常了解你為了紓解壓力而吃零食，一定也曾經暴飲暴食吧。但是你之所以會感到壓力，是因為你真的非常努力。

不過，人生只有一次。在接下來的人生裡，如果你因為發胖而喪失自信、討厭自己，那就太悲傷了。

為了讓你喜歡自己、過著快樂的生活，我將日常就能做得到的「瘦身生活習慣」寫在這本書裡。這些方法不只是為了減重，也是可以幫助你慰勞自己。請你務必試試看。

請不要因為發胖而責怪自己。

就連我也胖了22公斤，還曾經覺得自己是個失敗的減重教練，因而陷入低潮。不過，當我重新檢視自己的生活習慣後，就成功減重了。

期待你能因為這本書而減重成功，過著充滿自信、開朗又堅強的每一天。

身為媽媽的一員，我從心底這樣祈願。

減重教練 EICO

康樹 翻轉學系列 163

日本最強媽媽產後速瘦指南

拯救 7 千名媽媽的瘦身法則！健身媽咪教你瘦肚、提臀，告別虎背熊腰，回到產前好身材
ズボラな人ほど成功する！ママ太り解消ダイエット

作　　　者	減重教練 EICO（ダイエットコーチ EICO）
譯　　　者	顏理謙
總 編 輯	何玉美
主　　編	紀欣怡
責任編輯	盧欣平
封面設計	張天薪
版型設計	葉若蒂
內文排版	許貴華

出版發行	采實文化事業股份有限公司
行銷企畫	陳佩宜・黃于庭・蔡雨庭・陳豫萱・黃安汝
業務發行	張世明・林踏欣・林坤蓉・王貞玉・張惠屏
國際版權	王俐雯・林冠妤
印務採購	曾玉霞
會計行政	王雅蕙・李韶婉・簡佩鈺
法律顧問	第一國際法律事務所　余淑杏律師
電子信箱	acme@acmebook.com.tw
采實官網	www.acmebook.com.tw
采實臉書	www.facebook.com/acmebook01

I S B N	978-986-507-484-5
定　　價	330 元
初版一刷	2021 年 10 月
劃撥帳號	50148859
劃撥戶名	采實文化事業股份有限公司
	10457 台北市中山區南京東路二段 95 號 9 樓
	電話：（02）2511-9798　　傳真：（02）2571-3298

國家圖書館出版品預行編目資料

日本最強媽媽產後速瘦指南：拯救 7 千名媽媽的瘦身法則！健身媽咪教你瘦肚、提臀，告別虎背熊腰，回到產前好身
材 / EICO 著；顏理謙譯 . -- 初版 . -- 臺北市：采實文化事業股份有限公司 , 2021.08
144　面；　14.8*21 公分 . -- (健康樹；163)
譯自：ズボラな人ほど成功する！ママ太り解消ダイエット
ISBN 978-986-507-484-5(平裝)

1. 減重 2. 健康飲食

411.94　　　　　　　　　　　　　　　　　　　　　　　　　　110010916

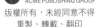